ラウンドテーブルトーク

児童精神科医という仕事

臨床の過去・現在、そして明日を語る

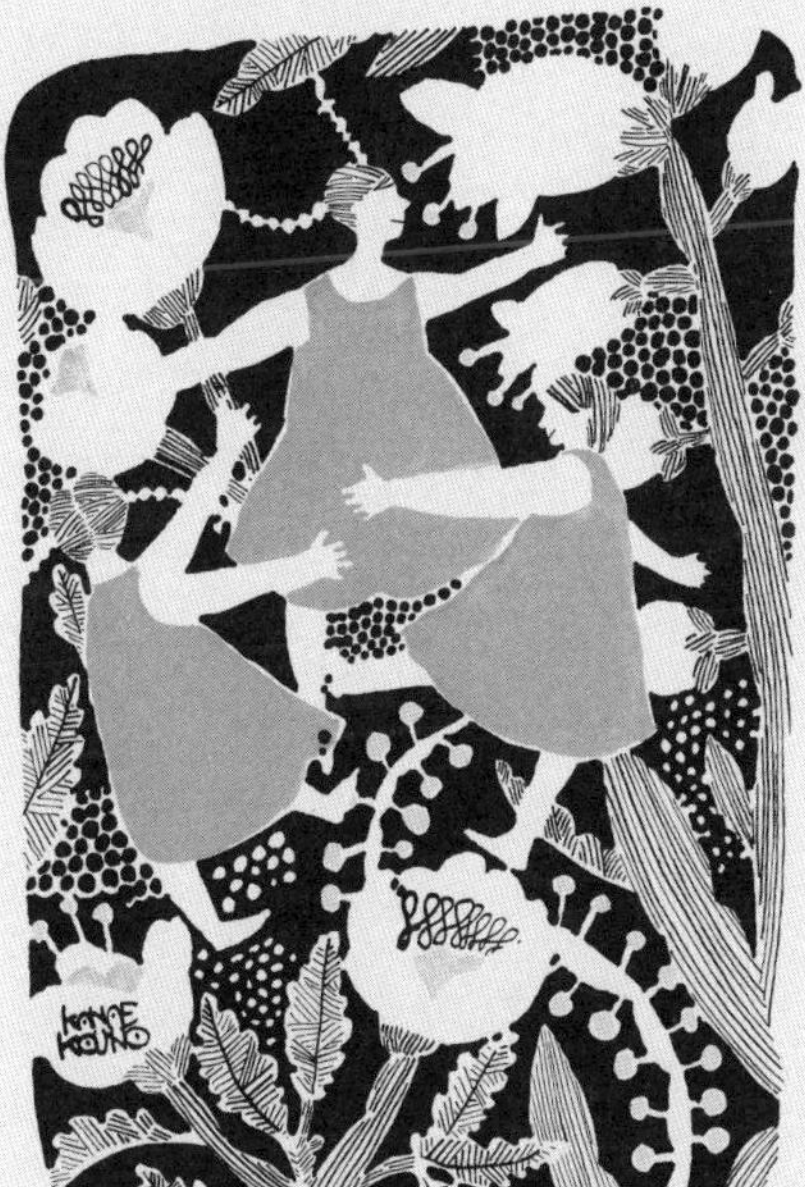

岩垂喜貴
──編著
小平雅基
渡部京太
齊藤万比古
──著

Ψ
金剛出版

はじめに

『ラウンドテーブルトーク　児童精神科医という仕事』と題した本書は、①わが国の児童精神科医療に関わる関係者に向けて臨床における現場感覚を生き生きと感じ取ってもらうこと、②児童精神科臨床の現状や問題点とこれからの課題について提示すること、を主な目的として企画したものである。

本書は二部構成になっている。第1部は『児童精神科入院治療の実際―子どもの心を守り・癒し・育むために』（金剛出版、二〇二二）の発刊に併せて二〇二二年一一月に行われたオンライントークイベントの内容を書き起こしたもの、第2部は四人の児童精神科医によるラウンドテーブルトークである。第1部のオンライントークイベントは本書を読んでいただければわかるように、齊藤万比古先生のこれまでの臨床経験を結晶化したかのような内容になっている。トークイベントの終了後「これを何とか形として残したい」、という私の個人的で勝手な思いから本書の企画が始まった。第2部のテーブルトークは計三回開催され、二〇二二年一二月から二〇二三年三月までの期間に行われた。各回ともに企画時の予定終了時刻を過ぎても活発した議論があったことを付け加えておく。

そもそも、なぜこの四人でテーブルトークを行うことにしたのか？　について記しておきたい。四人の共通点は二〇〇〇年代はじめから二〇一〇年代初めにかけて、国立国際医療研究センター国府台病院児童精神科において入院治療に共に携わった仲間であるということである。それ以降は児童精神科臨床という共通の土台はあるものの、それぞれが微妙に違う領域で活動してきた。

齊藤万比古医師は愛育研究所顧問であり、長年わが国における児童精神科臨床を支えてこられた医師である。（ご本人は否定されるかもしれないが）残り三人の師匠としての意味合いもあるかと思うし、全国に齊藤マインドをもった児童精神科医がいることも疑いの余地がないだろう。

小平雅基医師は総合母子保健センター愛育クリニック小児精神保健科部長として勤務しながら、日本児童青年精神医学会常務理事などをはじめとするさまざまな学会活動を行い、児童精神科外来治療を行っている。特にわが国におけるＰＣＩＴ（親子相互交流療法）の児童精神科臨床における普及に大きく貢献した医師である。

渡部京太医師は、群馬病院診療部長として勤務し、過去にはＡＤＨＤのガイドライン第三版の編著をされた経緯をもつ児童精神科医師である。広島市こども療育センター児童精神科において、療育の立場からの児童精神科臨床の経歴も有する。児童思春期の集団精神療法の第一人者であり、現在では児童思春期におけるメンタライゼーションに基づく治療における先駆者として活躍されている。

四人目の私は、児童精神科入院治療を二〇年ほど続けてきた他に特にたいした経歴があるわけでもない。ある時期において児童精神科入院治療を共に経験した仲間が、過去・現在・未来の臨床についてどう考えているのか？　そういった興味からこの人選となった。そして私が主に第1部や第2部のおおよその議論の大枠を企画し、実際の司会役を務めさせていただいた。児童精神科理論の隙間を埋めるような、さまざまな知恵や示唆が生み出せるとよいと考え本書を企画した次第である。

最後に本書の発刊に対して、手間のかかる編集作業の大半を担っていただいた金剛出版の梅田光恵さんへ心からのお礼を記します。本当にありがとうございました。

二〇二三年九月

岩垂喜貴

目次

第2部　四人の児童精神科医によるラウンドテーブルトーク

岩垂喜貴・小平雅基・渡部京太・齊藤万比古

第1部

児童精神科入院治療について

●トークセッション

齊藤万比古
岩垂　喜貴

（『児童精神科入院治療の実際』刊行記念トークイベント　二〇二二年一〇月四日収録）

■児童精神科を志した経緯

岩垂　初めまして、駒木野病院児童精神科の岩垂と言います。私は小児科医として五年ほど研修した後に千葉県の市川市にある国府台病院（現　国立国際医療研究センター国府台病院）児童精神科で入院治療に一五年くらい携わらせていただいて、四～五年前から駒木野病院の児童精神科で働かせていただいています。

私の方から齊藤先生の簡単な紹介をさせていただきます。一九七五年に千葉大学の医学部を卒業されて、一九七九年から国府台病院の児童精神科で臨床をされています。以降三五年、国府台病院の児童精神科、二〇一三年から母子愛育会のなかの愛育相談所で仕事をされています。日本児童青年精神医学会の理事長、日本ADHD学会の常任理事などをこれまでに務められていらっしゃいました。現在でも複数の児童精神科病院で臨床症例のスーパーバイズをされています。私の方からまず齊藤先生に簡単な質問をさせていただきます。第一に齊藤先生が児童精神科を志した経緯というか、何で児童精神科医師として働くようになったのかを、お聞かせいただけたらなと思います。

齊藤　わかりました。あまりはっきりとした理由があるわけじゃないんですけどね。

私が児童精神科を志した経緯ですが、私が精神科医になった時期というのは、ちょうど母校の千葉大学では医局講座制に反対するという機運がとても強かった時代でした。千葉大精神科でも医局あるいは教室というものを無しにするわけにはいかないので、講師以下の有給者と県内外の医局と関連の深かった精神科病院勤務者が「千葉大学精神神経科医師連合」という組織を作って、教授以外はそこが推薦した人間が有給者になるという今では想像できないようなことを実現していた時代だったのです。そのため当時は県内の病院間の垣根も低く情報を共有しあい、欠点を克服しあうことができるという点で、あるいは大先輩を含め先輩方と遠慮なしに率直な議論ができるという点で、当時の千葉大学精神神経科医師連合の空気というか文化は本当に風通しがよく、楽しくもあり面白くもありました。

そのような時代でしたから、医師免許取得後はいきなり現場の精神科病院に出ていく新人が大半でした。私は同仁会木更津病院という精神科単科病院で研修を始めました。当然ながら研修期間とはいえ、即戦力として仕事をしなければならなかったので、そういう意味では非常にハードな研修だったと思います。当時、精神神経科医師連合は新人が千葉大精神神経医学講座と委託研究生の形で契約を結び、週一～二日ほど大学病院精神科へ研修に行くことができるというシステムを打ち立てていました。その際、なんと自分で指導医を有給者の中から選べるというシステムだったのです。それで私は千葉大で精神分析と児童精神医学をやっておられた、野沢栄司(注1)先生にお願いして指導医になっていただき、四年間ほど週二日ずつ通っては教えを乞うという生活を送りました。その中でいきなりプレイセラピーのセラピストになれと言われ、逸脱行動の多さに悩んだ母親に連れられた高学年の小学生、今から考えれば素行症を併存する注意欠如・多動症（ＡＤＨＤ）の男子のプレイセラピーの治療者として毎週夢中で取り組みました。そして千葉大へ通う日以外は女子閉鎖病棟の病棟医に近いことをやっていた。その中で、私には女子閉鎖病棟よりはプレイセラピーをしている方が自分にぴったり嵌まっている感覚がしたんです。いつか児童精神科をやりたいなと思いながら、木更津病院で就労三年目から週半日だけでしたが、若い医師たちで児童精神科外来をやらせてもらうという許可を得て、二年間弱でしたがやらせてもらいました。いよいよ児童精神科への思いが強くなっていた四年目の春になって国府台病院精神科医長の荒川直人先生から国府台病院の児童精神科医師をやらないかというお誘いを受け、四年目の七月から国府台病院に移りました。木更津病院には本当に申し訳なかったんですが、児童精神科の現場が極めて少ない時代でしたから、そのお話をお断りする選択肢は私にはないと思い極めて国府台病院精神科の児童部門を選んだのです。しかし、そのときに児童精神医学全般への広い関心と知識

（注1）野沢栄司（一九二七～二〇〇〇）、日本の児童精神科医。千葉大学医学部神経精神医学教室講師を経て、同大看護学部教授として退官までつとめる。訳書にピーター・ブロス著『青年期の精神医学』等があり、著書も多数。

を持っていたかというとそんなことはなく、実はプレイセラピーの遊びの面白さにメロメロになっていただけなんです。私が現在まで児童精神科医であると同時に子どもの精神療法家だと思ってやってきたことの原点がそこにあると思っています。

岩垂 その当時の国府台ってどんな雰囲気だったんですか。

齊藤 そうですね、見学というか一度見に来いと誘われて行ったら、精神科部門を案内していただいた後で児童部門を含んだ精神科の責任者である荒川直人先生に「国府台へ来る？」と直球で問われて、私は反射的に「行きます！」と即答し、それで基本的な契約は成立したようでした（笑）。

岩垂 あんまり選択の余地もないですね（笑）。

齊藤 最初から移りたいというつもりで見学に行きましたから。ただ、なぜ当時まだ本当に精神科医を初めて四年目だった私に、声がかかったのかという点は、やっぱり当時の国府台の児童精神科部門がそのままだと続かないだろうという危機感を、周りで見ていた成人精神科部門の先生方が持っていたからではないかと思うんです。いわば永続する児童精神科を考えて構築しろと言われたのだと私は阿吽の呼吸で理解していたように思います。そんな思いから始まって、現在まで続いている国府台病院の児童精神科部門をともあれ私なりに創出できたのは、もちろんたくさんの人、たくさんの仲間の支援があってのことなのは言うまでもありません。でも今、当時の国府台病院精神科の諸先輩との約束をある程度は果たせたかなと少しは思っているんです。その諸先輩もすでに半数以上が鬼籍に入っておられるのですが。

岩垂　先生がお幾つくらいのときだったんですか。

齊藤　一浪して医学部に入って一年留年しましたので、そもそも医者になったのが二七歳の誕生日直後でした。木更津病院にちょうど四年間おりましたので、国府台病院へ移ったのは三一歳の誕生日過ぎでした。

岩垂　三一歳で国府台の児童精神科を作れと言われたんですね。

齊藤　児童精神科を作れというのではなく、すでに伝統ある児童精神科部門があったわけですから、いまのやり方ではいずれ潰されるぞ、だから潰れないあるいは潰されない児童精神科を作れということでした。

岩垂　今考えると、かなりのことですね。

齊藤　でも二カ月や三カ月勤めたくらいの私では成人精神科部門の先生に何を言われたのか十分に理解できてはいませんでした。だから私なりの考えで、野沢栄司先生から教わった児童精神医学と子どものための力動的精神療法の考え方をこの病棟で少しでも実践していこうと、ひとまず心を決めました。

■児童精神科入院治療の草創期

岩垂　おそらく国府台病院と昔の梅ヶ丘病院(注2)っていうのは、日本でも結構古い、戦後すぐから病棟ができたような二つの病院かなと思うんですけど。齊藤先生がご存じの範囲でどういう形態で、どういう子どもたちを対象にしていたのか教えてください。

齊藤　国府台病院は、最初は軍の衛戍《えいじゅ》病院から始まっており、敗戦時には精神科を中心とした陸軍病院でした。敗戦後陸軍病院・海軍病院はそのまま国に移管され、終戦半年後にはもう国立病院の再編が行われ、陸軍病院と海軍病院の大半が国立病院として、そして退役傷病兵の治療を担った傷痍《しょうい》軍人療養所が国立療養所として、戦後の歩みを始めました。というわけで国府台病院も陸軍病院から国立病院に変わりました。一九四八年に、当時は大人の病棟に入院させられていた統合失調症、知的障害、てんかんなどの子どもたちを集めて入院中のデイケア的な治療を始めたのが、国府台病院精神科の児童部門の始まりだと聞いています。その昭和二三年頃というのは、確か戦中のある時期まで斎藤茂吉先生が院長の民間病院が青山から移転して梅ヶ丘にあり、それが戦時中のある時点で都に移管され、松沢病院の分院として梅ヶ丘病院が始まったのが一九四七〜四八年頃だったと記憶しています。子どもの精神疾患を治療するための固有の病棟を開棟したのは梅ヶ丘病院の方が少し先だったかなと思います。国府台病院での児童精神科病棟は当初成人との混合病棟として始まったようですが、いずれにしても戦後何年かの間に病棟をもつ児童精神科としてそれぞれ出発したのは確かなことです。一九五二年に精神衛生研究所、現在の精神保健研究所が国によって国府台病院の隣接地に置かれ、最初から児童精神衛生部が設置されたことをきっかけに国府台病院の児童精神科部門も一定の独立性を持ち始めたというふうに理解しています。国府台病院の児童精神科部門を創設期に支えたのは高木史郎先生で、その実績をもって精研児童精神衛生部の初代部長に就任されたのです。

そうこうするうちに各地の公立病院にも児童精神科診療を設置する流れがあらわれ、さらに一九六九年に当時の厚生省が自閉症児施設を定め、これは一九八〇年頃には医療型の自閉症児施設として第一種自閉症児施設と法律的に定められるのですが、一九七〇年に都立梅ヶ丘病院、三重県立高茶屋病院、大阪府立中宮病院が自閉症児施設として指定されたことで注目されるようになったと聞いています。この部門が児童精神科入院治療の大きな拠点になっていって、一九七一年には全国児童精神科医療施設研修会いわゆる全児研がスタートしま

（注2）東京都立梅ヶ丘病院のこと。二〇一〇年（平成二二年）三月、東京都立清瀬小児病院・東京都立八王子小児病院と統合され、東京都立小児総合医療センターとなった。

す。全児研は現在の全児協（全国児童青年精神科医療施設協議会）ですね。自閉症児施設ではない国府台病院児童精神科部門が全児研に加わるのは、一九七三年の第三回研究会からです。そんなふうにしてわが国の児童精神科医療、特に入院機能を持つ児童精神科医療は現在にまでつながってきたといってよいでしょうね。

現在、全児協の正会員施設数が非常に増えてきています。これは児童精神科入院治療について一定の条件を満たした病院が、まるめの入院管理料を算定できるようになるという保険医療の追い風があったことが大きかったと思います。しかも入院期間の縛りがないことで、成人の急性期病棟とは違う次元で児童精神科病棟の運営が可能になっています。この意義は大きいと思うのですが、それだけに現状に胡坐をかくことなく、診療レベルを高く保つ努力が不断に求められていることを私たちは忘れてはならないと思います。私が入った頃の全児研は一〇施設そこそこの医療機関の集まりでした。そして、どこそこの病院が児童病棟を閉鎖したといった情報を耳にするたびに全児研の将来を憂えたものです。実際私が国府台病院にいる間に正会員施設数が一桁に突入した時期さえありました。ですから現在の全児協正会員三〇施設という数字は当時の感覚でいえば、もう夢幻《ゆめまぼろし》という感じです。しかし、非常に増えたことで生じてくる課題も大きいということを児童精神科医は常に意識している必要があると思っています。

岩垂　私が児童精神科医として研修し始めた頃は、全児協はたぶん一〇施設ほどだったんですね。そのときに研修会では発表が三〇分で、討論も結構な時間をかける感じで、みっちり一つの症例についてやる雰囲気でした。今は一五分ぐらいの発表で、五分ぐらいのディスカッションみたいな感じになっています。発表の形態とか内容について移り変わりというのもあったんですか。

齊藤　発表の形態はそんなに変わらないと思います。何しろ私が入った頃は一〇施設前後で研修会をやっていたわけですから、一演題ごとの議論に十分時間を作ることができました。それに当時の児童精神科病棟は赤字部門の典型みたいなところでしたので、児童精神科臨床とりわけ入院診療は。そういう意味で児童精神科医は病院からの医療経済的な圧力を含め、非常に厳しい環境で仕事をしていたのです。その分だけ年に一度、二月に行っていた全児研で全国の同じ思いを経験している仲間と会って議論できるという機会は、全児協と名乗るようになった現在ではおそらく信じてもらえないくらい大きな充実感と安堵を参加者に与えてくれる貴重なものでした。だからこそ、報告が三〇分で、その後一五分くらい討論をするというやり方にこだわってきたのだと思います。

もう一つ、全児協の今でも伝統として続いてる職種別懇談会の意義深さに注目する必要があると思います。学会のように医師がリーダー格になってしゃべりまくるという感じではなく、各職種がそれなりの独立性をもって自分たちの同業の各施設における状況を把握しあい議論しあう場だったのです。このあたり全児研、現在の全児協が私や仲間たちにとって魅力的な場であった理由ではないかなと思っています。職種別懇談会での議論は全体会で報告されるのですが、その報告を聞きながら私は各職種が横並びでチームとして動くという感覚を自然に身につけていったように思います。いまでも全児協は若い医師にとって非常に重要な研修の場だと思いますね。あんまりにも会員施設数が増えてくると、その機能がちょっと薄くなっていくかなという危惧があることは否めないですが。そういう意味で全児協は、これからが難しい時期に入っていくのかもしれないですね。

■児童精神科入院治療で経験してきたもの

岩垂　齊藤先生が入院治療臨床をされていたのは、国府台病院での三十数年間だと思います。その経験を短い言葉で表すのはなかなか難しいと思うんですけど、先生はどのような経験をされてきたのでしょうか。

齊藤　案外難しいご質問ですね。思いつくままに話すなら、私が入った当時の国府台の児童精神科は不登校、当時登校拒否と呼んでいた子ども、その背景疾患はいろいろだったんですけれども、ご本人や親が登校拒否の治療を求めて受診してきた子どもばかりだったので、そういう点で当時の児童精神科らしさが強く感じられる現場だったたですね。それが何かといえば、子どもを扱う現場ではいまでもありますが子どもを理想化しすぎる感覚でしょうか。

極言すれば子どもは絶対であり、子どもは正しい、悪いのは全部大人という感覚ということになります。そういうこともあるかもしれないけれど、大人だって辛いんだよと今なら言いたくなりますね。こういう子どもを理想化する形で、子どもを自由に振舞わせることが問題を解決し事態をよくする方法なのだという空気を若い私も深く吸い込んでいましたので、子どもの力を信じるということを児童精神科の治療の前提とすることから私は国府台病院での臨床を始めました。でもそれはまさに諸刃の剣だと今の私は思います。子どもを支え、彼らの自発性を信じ、かつ重んじるということで子どもは育つという実感を臨床の基盤として持てたことは国府台病院児童病棟の当初の経験のおかげですが、一方で子どもが大人を試す行動さえすべて是として許してしまったら、子どもからすれば許さずに止めてほしいという思いで大人を揺さぶる行動を「認める」という形でスルーしてしまうのではないかという重要な点に最初はなかなか気づけませんでした。ふりかえると当時の私たちは子どもを必要以上に行動化に走らせるという誤りを犯していたのではないかという思いは、私の課題としてずっと心にとどまり続けています。

ピーター・ブロスの思春期論(1)に従えば、そもそも一九八〇年代の国府台病院児童病棟に入院してくる思春期の子どもは、皆ギャング集団やその後の親友関係的な同年代集団への適応に失敗した子どもばかりでした。ところがそんな子どもが入院すると自然発生的にギャング的な活動性が盛り上がってくる。そんな仲間集団の展開に任せていると、なんとかなるんじゃないかと最初の頃は思ったんです。ところがそうやっていると、子どもは無断離院や飲酒などとんでもない逸脱行動に挑戦し始める。それを、一つずつ穴をふさいでいくのは、病棟の大人にとって本当に大変でした。そのときの上司は子どもの意志を尊重することを第一に考える先生でしたので、結果として若い私と看護師が必死に子どもの行動に一定の限界を設けようとして苦労をすることになります。そんな中で、看護師の皆さんが子どもに振り回されながら苦労してくれているのを「もっと寛大になれ」としか言わない児童精神科医では、まずいのではないかと考えるようになっていきました。

こうした最初はささやかな試みや何ともはっきりしない発想の芽が何年もかかってだんだん形を成しはじめ、現在私が語るような自分なりの入院論に結晶化してきたと思います。入院論として最初に注目したのは、枠組みとか病棟規則とかをめぐって子どもと大人が押したり引いたり、押されたり押し返されたりという両者間の反復的なやりとりの意義でした。治療側の大人からすれば、子どもに押され押されて、あるポイントで押し返す。子どもからすれば、大人を押して押して、あるポイントで押し返され止められる。子どもにこの押して押して、これ以上は無理、あるいはこれ以上は危険域という線の手前で押し返される体験を経験してもらうために、大人は押され押されて押し返すというやり取りを愚直に反復する。この大人と子どもの交流過程で子どもの心は育つということを確信するようになりました。この感覚を説明できる発達論を持ちたいと一九八〇年代から考えるようになったと思います。その頃必要だったのは思春期の子どもの心性を的確に述べた発達論でした。師匠である野沢栄司先生譲りのピーター・ブロスにそれを求めつつ、自分の臨床実践を裏付ける思春期論を組み立てる必要性を強く感じていたのです。

ところが一九九〇年頃から九〇年代半ばにかけて、不登校をめぐる社会状況がガラリと変わってくるんですよね。本質的に変わったかどうかは別として、当時の文部省の受け取りが大きく変わり、まず登校拒否を不登校へ名称変更をし、加えて不登校をどの児童・生徒にも起こりうる現象と定義したのです。これによって適応指導教室を始めとする支援システムを作る動きが各地に広がり、学校教育の領域で不登校を引き受ける機運が高まりました。その結果、不登校の子どもを中心に入院を受け入れてきた国府台病院の児童病棟は入院対象や入院治療の内容を再検討しなければならない岐路を迎えます。そうでないと入院がどんどん減っていく事態に対応できませんから。その結果、これまでは強制退院として外来診療の枠にもどしたり、当時の千葉市立病院児童精神科をはじめ閉鎖病棟を持つ児童精神科にお願いして転院を引き受けていただいたりしていた行動化の激しい子どもを、国府台で診るという選択をすることになりました。すでに私が病棟運営のリーダーシップを握っていた時期ですのでそう決めて医師や看護師や心理士などの同僚たちと頑張ろうと決め、開放病棟ながらそれなりに手のかかる子どもの入院に取り組み始めたのです。

その結果、当然ながらそれ以前の不登校中心の入院治療では考えられなかった行動制限が必要なケースも出てきますので、そうした子どもには必要に応じて個室隔離や身体拘束を精神保健福祉法に準拠して行うということを始めたのです。それを始めた当初は当然ながら、「先生は、子どもを拘束しろと言うのですか」といった反発もスタッフから出てきました。でもその度に、「今この子どもに行動制限をしなければ、われわれは遠からずこの子を『診られない』とか『当病棟にふさわしくない子ども』と感じるようになり退院させたくなる。そうやって、この子に何度目かの見捨てられる体験を負わせ、もっと傷ついて退院させることになってしまう」という趣旨の話をさせていただきながら議論を繰り返し、そういう扱いの難しいケースを少しずつ診ていけるようになっていったというわけです。その頃はすでに私が医長になっていたのと、精神・神経センターに国府台病院が所属したこともあって、後に岩垂先生の世代にも繋がる若いレジデントの医師が何人か来てくれるようになっていたので、一緒に汗をかいてくれるマンパワーが増えていたことが追い風になりました。結果としてそうした若い医師たちにたくさん汗をかかせたような気がしますが（笑）。

そういう重いケースとも出会うようになると、現在われわれが日常的に出会っているような自己破壊的な行動や攻撃的な行動に走るしかなくなっているＡＳＤの子やＡＤＨＤの子ども、児童虐待を受け複雑性ＰＴＳＤ的になっている子ども、あるいはもっと手強いその両方を併せ持つ子ども、そんな子どもの治療を引き受ける場として児童精神科臨床をとらえるべきなのではないかと思うようになっていきました。まとめちゃうとなんだか格好よくなってしまうけれど、途中途中で周りの閉鎖病棟を持つたとえば千葉市立病院とかに本当にお世話になって、重いケースを引き取ってもらったりしながらやっていたものを、開放病棟なりに私たち自身でやっていこうという方向に舵をとったときから、現在という時代のニードに近づくことになったのだと思います。もっともその前はそのときなりの時代のニードに精一杯応えていたことは確かですし、その意義を過小評価すべきではないとも思います。私はたまたま児童精神科入院治療がその次元を変えていくまさにその過渡期に国府台病院児童精神科と出会い、その激しい流れと渦に巻き込まれ、ただあがきながらも何とかここまでやってきたに過ぎないのだと心底感じています。

岩垂　ちょうど児童精神科を研修するために医師が集まってきたときですね。

齊藤　そうですね。本当に充実した、そしてそのことで何が児童精神科に求められているかということを、本当に考えることのできた一九九〇年代から二〇〇〇年代にかけての二〇年ほどの時代でしたかね。あれが私にとっても臨床として最も充実した時期でした。前のあの不登校中心の入院治療の時代を含め、混乱しながら頑張ったという意味では、懐かしい三〇代・四〇代・五〇代でしたが、入院治療論をまとめて全体として見ることができるようになった時代は五〇代から六〇代、そして七〇代に入ってからの時代だったかもしれません。六〇代前半には内部にいながら少し距離を置いて国府台病院児童精神科入院治療を診ることができる管理的な立場になっていましたので、そうなって初めて見えてきたことも沢山ありました。

■児童精神科入院治療の魅力

岩垂　そういった中での、齊藤先生が考えていらっしゃる児童精神科入院治療の魅力ってなんでしょうか。それも一言ではなかなか言えないかもしれませんけれど（笑）。

齊藤　まあ魅力というべきかどうか、マゾヒストの快感みたいな部分もありますけどね（笑）。

岩垂　たしかに、そういうのもあるかもしれない（笑）。

齊藤　もうなんというか、離れられないマゾヒストの快感ですよ（笑）。ちょっと自嘲気味に言えば、そんな感じのところですね。

私は入院治療論を考えていく中でも思ったことなんですが、今や育ちを踏みにじられたり剥奪された子ども、あるいはいろいろな原因で標準的な育ちをできずに育たざるをえなかった子どもにとっての「育つ」ということは何なのだろうと考えこまざるをえません。現在はアスペルガー症候群レベルのＡＳＤが、どんどん診療の中心に踊り出てくるような時代を迎えており、私たち児童精神科医はＡＳＤの人たちが適切な条件さえ整っていればどんなに豊かに成長できるかということを経験的に知っているわけですよね。そういう時代にあって、豊かな育ちの可能性を剥奪されたＡＳＤの子どもが沢山いるのも現実です。いろいろな理由でその豊かな育ちに近づいていけないＡＳＤの子どもに外来治療とか入院治療を通じて少しでも恵まれた環境の中で育つという経験を提供できないか、そして「ああこんな大人になったんだ」と認めあえるところまでどうしたら辿りつけるのかなどと、ああでもないこうでもないと考えていくことは、辛くないといえば嘘になりますが、でもけっこう楽しいですよね。

それからやっぱり虐待を受けた子どもは典型的だと思いますが、虐待でなくても母親がうつ病になったとか、当時夫婦仲がガタガタだったといった家族環境に過剰適応的となって良い子を演じざるをえなかった子ども、つまり自分の育ちを犠牲にして家族環境を支えようとしてしまった子ども、こういった子どもが早い段階で失ったものあるいは獲得できなかったものを獲得しようともう一度挑戦できるチャンスがあるのは、思春期（青年期前半段階）という一〇歳過ぎから一七歳くらいまでの年代、とりわけその前半にあたる小学校高学年から中学生の前半までの年代なのではないかと私は感じています。その年代が幕を開けると本能の声が「このまま大人になったふりしていていいのか」「これで本当に大人になれるのか」と心に強く呼びかけてくるのではないでしょうか。そういうタイミングで彼ら彼女らは摂食障害になったり、素行障害になったり、それこそ間欠爆発症になったり、重篤気分調節障害になったり、典型的な大うつ病になったり、あるいは早くも境界性パーソナリティ障害的な様相を呈し始めたりします。だいたいそういう子どもは周りにアピールするだけでなく、どこか常に自己否定的で、中でも女子の多くが自傷行為を伴っていますね。そういう子どもたちに育つチャンスを提供したら、彼らはまだ育てる。まだ修正できる、そんな感覚を児童精神科医はなんとなくわかっているじゃないですか。特に入院治療に携わる経験を持つ児童精神科医は、逆境的な育ちを強いられた子どもがその逆境を越えて育つ、発達不全を超えて育つ、さまざまな特性を超えて育つという「火事場のクソ力」を発揮する場面を見てきていますから。だからこそ、そんな子どもに適切な治療と育つ場を提供しなければいけないと私たちは思うわけですし、そう思えることが喜びであり、楽しみでもあり、魅力でもあります。

これってやっぱりマゾヒスティックな響きがしますね。

岩垂　たしかに、マゾヒスティックって言われて、そのとおりだなと思っちゃいました（笑）。ふだんから子どもにいろいろ言われたり、引っかかれたり、おしっこひっかけられたり、いろいろなことありますけど。

齊藤　いろいろなスタッフには責められれね。病院上部からは、何やってるんだと言われ（笑）。

岩垂　でもやっぱり、変化がすごくダイナミックなのと、後はなんだろう……。診療がぜんぜんうまくいかない子どもがいて、その行動が全然予想できなくてというか、ようは私の見立てができていなかっただけなんですけど齊藤先生に私がそういった子たちをなんかモンスターみたいに感じちゃうんですと言ったんですよね。そうしたらすごく怒られて、「それは君の見立てができてないだけだよ」って言われて、そのとおりだなと思いました。でもなにかこのマゾヒスティック的に治療者が耐えて耐えて、耐えながらも、なんとなくその子の行動が、「こういう思いをしていたんだな」とか、そりゃこうなっちゃうよなっていう思いを、仲間内で共有できたりとか、しんみり病棟のスタッフと語り合うとか、そういうところの体験というのは、快感じゃないですけど、すごくいい体験でした。そこを子どもと共有できる場面が、入院の中でできる場合もあるし、入院が終わった後に診察室の中での会話でできるのもそうだし、言葉を越えたなにか心で子どもと共有できるところもあるので、それをいったん味わっちゃうと辞められないなみたいな（笑）。そいうところが私もあるなと、話を聞いていて思いました。

齊藤　そういう体験を入院した子どもに確実に提供できるようにするために、治療チーム、すなわち医師を含めた病棟の大人は子どもが一定の現実原則に対して安全に直面することのできる枠組みあるいは構造を作り、それをマネージすることを求められていると思います。治療チームの大人は入院した子どもが育つことで、入院する前の苦しんだ状況を越えていけることをいつも目指しています。しかし、そもそも見守られ護られていないと育つこともできないですよね。さらに入院した子どもはそれぞれが多様な精神疾患に罹患しているわけですから、護られた環境の中でその疾患が癒されるための治療が必須です。このように大人に護られ癒される環境を与えられるということがあって初めて、その環境の中で子どもは育ちはじめるのではないでしょうか。その育つ過程で何が起きるかといえば、それは大人に挑戦し試す行動です。もちろん入院初期にも病棟の物理的人的環境の確かさを試す行動は出てきますが、本当の試しは、彼らが治療チーム、すなわち病棟の大人の手応えを多少とも感じ始め、信頼の芽が顔を出し始めるとともに優勢になってきます。子どもがそれぞれに経験し抱えてきた、あるいはその過程で作り上げてきた「どうせ大人ってこうするんでしょ」といった不信感に満ちたネガティブな大人像や大人観を治療チームに激しくぶつけてくる。これを受け止めながら、あるいは抱えながら、その言葉や行為の向こうにある子どもの本当の気持ちを常に思い描き続け、そして激情のままに枠組みを破壊し踏み越えるところに未来はないことを明確にするために彼らを押しとどめ抑えなければなりません。そのことを理解せずに大人が最初から頭ごなしに抑えこんだり、逆にとどめることなく押されるままに下がり続け認め続けたりすると、子どもは本当の自分の気持ちに気づけず、情動や行為をどこまで出し、どこで踏みとどまるべきか気づく機会を剥奪されてしまいます。結局この点で私がたどり着いた感覚は、入院治療の枠組みをめぐって大人は子どもに「押され押されて押し返す」というものでした。「押され押され」と二回繰り返したのは子どもの情動や行為を頭ごなしに否定せず、それらを受け入れ支えるという姿勢を表現しています。しかし受け入れるとは子どもに押されて一歩二歩と下がってあげるだけでなく、子どもに社会的な現実を実感する機会を与えるために、これ以上下がるのは危険であり、子どもを護れないというギリギリの線の手前で子どもを押しとどめることができるということでもあります。この両者を併せ持つ治療チームの強靭さがあって、初めて大人は子どもの心を護り癒し育むことに寄与できるのだと思います。あるポイントで子どもを止め抑えること、これが護ることなのだと大人はわかっていなければならないのです。この感覚を別の言葉で表現したのが、先ほどの「押され押されて押し返す、押され押されて押し返す」であり、このやりとりの反復の中で子どもは本当の自分の感情と直面し、それを抱える腹が決まり、能動的な育ちに向かい始めるのだと私は考えています。こうした入院治療における大人と子どものやりとりの意義を強調しておきたいですね。

岩垂　確かにその匙加減っていうのは本当に何ていうか、なかなか言語化しづらいし、難しいところもありますよね。絶えず迷いながらも、でも最終的に覚悟は決めるみたいなことでしょうかね。

■わが国の児童精神科入院治療の強みと弱み

齊藤　岩垂先生が時々おっしゃる、児童精神科入院治療に関わるスタッフの燃え尽きについて、先生なりに考えていることが沢山あるのではないですか。この話題はいま私が話させていただいた治療チームの大人の機能ということともつながっていくような気がしますね。先生はこの治療チームのスタッフの一人が、あるいは何人かが燃え尽きていくということについて、いろいろ経験もされたし考えもしたと思うのですが、それについて少し話してみませんか。

岩垂　私の狭い経験の中で言うと、子どもと接する時間が多いスタッフ、かつ、すごく熱心なスタッフであればあるほど、燃え尽きやすいというふうに思うんですね。いままで勤めてきた国府台病院と駒木野病院の病棟のスタッフって、やっぱりどっちも凄く熱意があって、目の前の子どものことを、なんとかせにゃいかんとか、時間という枠の区切りがある中で何とかこの子にできることをしようとか、当然みんな一対一でずっと関われるわけじゃなくって、どうしたって大人の数より子どもの方が多いわけで、どこかで子どもと離れる体験もしなければいけないみたいなところで、いろいろな葛藤がスタッフの中であると思うんですよね。

保護者や子どもたちの批判の矢面に立つのも日常生活を共にする看護師が多いだろうし、そういうなかで葛藤とか矛盾も生まれるだろうと思います。このような状況の中で巻き込まれていくと自分たちが今、子どもたちに何をしているのかとか、自分の行動が将来子どもにどう伝わるのかっていうのが、凄く見えずらくなっちゃんうんじゃないかなと思っています。そのために自分自身は多職種で話し合う場を構造的にもったりであるとか、点の視点じゃなくて線の視点で症例のことを考えて、今やっている行動の意味っていうのをみんなで考えるようにはしています。しかし、それぞれの個人や職種がやっていることの意味を伝える作業っていうのはすごく難しいなと日々思っています。

齊藤 先生が今おっしゃっておられる実感は、私が感じていることと違うということはまったくないんですが、少しまとめてみると、自分が子どものためにと思う「子どものため」という思いだけを自分の専門性の根拠にし続けるのは、特にそうした思いで身を削るように熱心に仕事し続けるのはいずれ限界がやってくるということではないでしょうか。やっぱりそれだけでは無理がある。誰かが具体的な目的や目標を明確に示してあげないと、つまりこのことをやることで何を目指しているのかという展望を明確に持てるように支援しないと、人はだんだん徒労感を持ち始め、ついにはそれに押しつぶされることになるのではないでしょうか。「こんなことやっていてなんになるの」という感覚はそのままだと、じわじわとその人の心を蝕みます。だから、ある治療の一歩先の展望を示すのは誰の仕事、あるいはどの職種の仕事という問題ではなくて、チームの中の誰か一歩先が見えたと感じた人がその都度言えばよいのだろうと思います。やはり主治医がそれを最も期待されているのかもしれませんし、あるいはそう思われていると思い過ぎているのかもしれませんが、実際には職種や立場を越えて治療チームの誰かがそのときふっと気づくということが多いように思いますし、その方が健康なチームなんだと思います。

このような考え方で子どもの入院治療をとらえることも燃え尽きに対する対応策になりうるでしょうか。チームの誰かが壁にぶつかっているときに子どもとの関わりがめざしている目的を明確にする話し合いをチーム内で持てることは、その人の徒労感を減らしてくれるという点で燃え尽きていく坂道に踏み込む危険を下げてくれるでしょうし、どのような姿勢で関わるか、そしてその意義はというチームの共通理解を作りだすことにもつながるでしょう。自分だけがその意義に気づき自分だけがそれをやっているという思いは、はじめのうちはヒロイズムの爽快さでやる気になるでしょうが、やがて膨らんでいく子どもの要求と増えていく他のスタッフからの批判に気づき困惑する頃には、疲労感はすでに背負えないほど優勢になっており、同時に誰も自分を理解してくれないという孤立感に圧倒され始めています。ヒロイズムで始まり疲労感と孤立感を経て燃え尽き状態に終わるというパターンです。このパターンに陥らないように何ができるのか考えねばなりませんよね。

その対処法として、第一に治療チーム各職種のスタッフがそれぞれに担当する子どもとの関わりの目的あるいは目標を明確にとらえていることです。

それから第二に目標に向かってどう関わるかという姿勢や方法がチーム全体で共有されており、個々の子どもの現状や関わり方をチームでリアルタイムに、そして気軽に語り合い検討できることを挙げてもいいかなと思います。

そしてもう一つ第三の燃え尽き防止策として加えておきたいのは、個々のスタッフによって個性とか持ち味は違っており、それを出してよいといった自由度の保障なのです。治療チームの個々のスタッフにこの自由度が保障されているかどうか、これが案外忘れられがちです。「プログラム化された」という考え方が、最近の流行の一つですよね。児童精神科入院治療における治療チームの活動が、プログラム化したものになることをもって理想とすることに私はいささか納得できない思いがあります。個々の関わりの目的あるいは目標を明確にしあい、個々の子どもと関わる姿勢を検討しチームで共有することは、皆がいつも同じように考え同じように動くということを意味しているのではなく、治療チームのスタッフ一人ひとりが持つ固有な感覚や持ち味による行動選択の自由度がある程度まで保障されていることで成り立つものだと私は考えます。

そして第四の燃え尽き防止策は治療チームで絶えずケース検討会を繰り返していくことだと思っています。この四つの防止策を意識するだけでも燃え尽きるスタッフを一人でも減らしていけるのではと思ったりします。それが治療チーム全体の常識になっていくように努めること、主治医や病棟管理医の役割はそこにもあるのでしょうね。

岩垂 自由度っていうのはすごく忘れがちだなって思いました。「子どもを怒らせちゃいました」と言って、スタッフによく相談されることがあるんですけど、でもそれがきっかけで異なる角度から子どもに介入してくれるスタッフがいるんです。そしてこういったことがきっかけで、治療が動くこともある。それがチーム医療の柔軟性・素晴らしさなんじゃないかなと感じます。故意に怒らせる必要はないけれど、大きく治療の枠組みから外れていなければ、子どもを怒らせちゃってもいいと思うんです。むしろそうなってしまうほうが自然だろうし。そういうことを伝えたときに、「ああ良かったです」みたいなことをスタッフから言われたこともありました。そういう意味で言うと病棟の中にいろいろな職種やいろいろな年代層のス

齊藤　タッフがいるっていうのも大事なのかなと感じました。児童精神科の入院診療に対する診療報酬に児童・思春期精神科入院医療管理料というまるめの保険点数がついてから、医師や看護師の配置の基準に加えて常勤の精神保健福祉士と公認心理師が各々一名以上専従で配置されていることを基準に挙げています。これは非常に大きい出来事ですよね。国府台病院の児童精神科には能力の高い心理士が昔から複数関わってくれており、作業療法士や精神保健福祉士とともに入院した子どもの諸活動に積極的に関わってくれていました。そんな経験から私は児童精神科の入院治療は病院内学級の教師を含め多職種の協力と連携なしには実現しがたいということを、単なるきれいごと的なキャッチコピーではなく、文字通り実感していました。

岩垂　今の病棟でも、ちょっと仲間から外れた男の子とか女の子が、病棟の窓に張り付いてクラークのお姉さんとずっと話をしていたり、掃除職員の女性に自閉の子がずっと自分の電車の知識を披露して、感心されているといった、そういう風景を見ると、こういうのがすごく病棟の大事な部分で、これも治療の本当に大事な一要因なんだろうなと思います。

齊藤　そうですね。看護助手さんを含め、児童精神科入院治療に関わるすべての大人は、全員がそれぞれの職種の独自な職掌とその特殊性を持ちながらも、同時に一人の大人として子どもと関わらねばならないわけですよね。子どもから見れば、職種を越えてみんな「病棟の大人」

なんですから。

■治療の危機を乗り越えるために大事なこと

岩垂　診察室で子どもが語ることよりも、何気ない日常の言葉の中に心の本質が出ていたり、そういうこともよくあったりするような気がします。そしていまの齊藤先生の話を聞かせていただいて、書籍『児童精神科入院治療の実際』の第Ⅳ部でいろいろな症例が出てくるんですけど、どの症例も治療の転換点みたいなところというか、なにか子どもが変わっていく節目にあるときって、治療がすごく行き詰まっちゃって、みんなが本当に燃え尽き寸前みたいなところになったり、職種間同士で対立したりだとか、主治医が孤立無援になっちゃうとか、そういう時期をどうやって生き残るかっていうところに肝があるような気がしています。そういう危機を乗り越えるために何か大事なことはありますか？

齊藤　その問題、今の先生の話を聞いていて思ったことですが、児童精神科で先生が今触れたようにスタッフが燃え尽きる寸前になってしまうことが珍しくない。たとえば多くのスタッフがそうなるような問題行動の深刻な子どもが入院していると、燃え尽き気味のスタッフたちが、消耗しないどこか呑気なスタッフに対して攻撃的になることもよくありますよね。まったく逆にそんな難しい子どもに熱心に関わり燃え尽きそうになっているスタッフを、それ以外のスタッフが「巻き込まれている」と批判するといったこともよく経験します。そういう治療チームの状況を児童精神科医は子どもによって生じさせられた「分裂（splitting）」と受け止めるのが常ですよね。この「（子どもによってもたらされた）治療チームの分裂」と呼ばれる現象はスタッフの燃え尽きともおおいに関連がある、要するにスタッフの行き詰まり感が治療チーム全体に優勢になっていることのサインなのだと私は思います。行動化の激しい子によって分裂を生じさせられた治療チームをよく見ると、行動化に対する対処の姿勢の違い、すなわち受け入れる姿勢で関わるのか抑えようとするのかをめぐって治療チームが対立状態になっているというパターンを見出すことが多い。そしてこの治療チームの分裂の結果必ずといってよいほど起きてくるのは、「この子はうちでは見られないほど問題の多い子どもではないのか、こんな乱暴な問題を繰り返す子どもはいったい精神科の治療対象なんだろうか」という意見が強まる一方で、「この子の辛さを全然あなた方はわかっていない。この子どもの苦しみがわかればこそ私はそばに寄り添って話を聞いてあげるしかないのに、あなた方は何もわかっていない」という意見があらわれ対立するという事態です。まさにこれが分裂というわけです。

こうした現象を対象とする児童精神科入院治療に携わる専門家の議論は概して、子どもが大人を自らの思うままに動かそうとする高い操作性として意識的に分裂を引き起こしているという文脈でとらえられていることが多いように感じています。でもこれは「分裂」という用語の誤用なのではないでしょうか。ではなぜスタッフ間の分裂は生じるのかという問いに対する正しい回答は何でしょう。この回答を持っていることは、治療チームの分裂に巻き込まれずに一歩距離を置くことができるということにつながると思うんです。

ではどうとらえたらわれわれは、この分裂に支配されたまま子どもを拒絶したり、非現実的に子どもを理想化しその不幸に同情しすぎたりすることのない治療チームでいられるのでしょうか。

少し観点を変えますが、医師を含め治療チームのスタッフは入院中の子どもがもはや自分の手に負えないと思うときも、同じ子どもが可愛くて可愛くてどうしようもないと思うときも、どちらも精神力動的な観点からすれば子どもの転移と治療スタッフ側の逆転移と呼ばれる両者の感情が入院治療の場で高まっている状況ととらえるべきなのです。そしてそれが生じることは治療が進んでいるサインでもあるのです。そしてこの転移－逆転移状況の一つが治療チームの分裂という複雑な逆転移を治療チームに生じさせる子どものある感情の転移なのだと思っています。だから、ただスタッフ間が対立することだけを「分裂」という用語は意味しているのではないと承知していなければなりません。しかし気をつけなければならないのは、このような子どもを拒絶する治療チーム側の拒否感情は転移－逆転移状況の表現である前に、単純に治療チームが未熟なだけであったり、世間知らずなだけであったり、知識不足であったりすることで生じているだけかもしれないという点です。そんなのは分裂でもなんでもないただの混乱ですよね。治療チームがそんなのは分裂ではないとちゃんと知っていないと、治療対象である治療チームに分裂をもたらす子どもの心の本態に気づかず見逃してしまうことになってしまいます。それでは救いを求め、助けを待っている子どもの心を理解し受けとめる道はひらけません。

では分裂とはどう理解すべき概念なのでしょう。私が大切だと思っているのは治療チーム内に溝ができ対立が生じるから困るという点ではまったくないんです。そうではなく治療チームを構成するスタッフ一人ひとりに子どもは意識せずに自分が扱いかねる感情や情動を投げ込んできていることで分裂がチーム内に生じるのではないかという点です。そして肝心なことは子どもが無意識のうちに投げ込んでくる感情は相手ごとに質の異なる感情なのです。だから分裂するのですね。そんな作用をもたらす子どもの感情は、実は通常の状況で生じる水準の感情ではないのです。たとえば乳幼児期に経験した児童虐待のような逆境体験は、子どもが心に抱えられないほど強くかつ辛い感情を引き起こしますよね。そのあまりの苦痛な感情はその感情をそのまま自覚することができないほど激しく、辛く、破壊的で、心の中を広く占めてしまうものなのではないでしょうか。その抱えきれない感情の領域はおそらくとても未熟で原始的な機制を総動員して抑え込まれ、その苦痛な部分の大半は意識できるとか、言語的に説明できるといった領域、あるいは水準から切り離されてしまうのだろうと思います。それが原始的な防衛機制の一つとしての分裂です。しかし、そうやって隠されてしまった感情はけっして開かずの部屋におとなしく収まっていてはくれず、そのドアや壁をガタガタと揺さぶる感情のエネルギーとして子どもをたえずイライラさせたり、不安にさせたり、他者に対する激しい攻撃性を爆発させたり、自傷行為や自殺願望、あるいは危険な人間関係を敢えて選択してしまうといった自己破壊性を顕わにして周りをハラハラさせたりといった影響を与えつづけます。なのにそんな子どもは自らのその分裂によって自動的に処理した感情を心的な対象として当然のことながら自覚できず、代わりに自分はただ苦しく、罪深く、しかも無能で、生きる価値もないという感情に苛まれ続け、同時にその激しい行動や抱えきれない激しい感情に煽られて周囲の人間を振り回してしまいます。こうした子どもが入院治療に導入され、そして間もなく治療チームを分裂させることになるのです。

こうした子どもは自分の心の中に無能感や無力感、あるいは罪悪感などの自己否定的な感情があることには比較的早くから気づくことができても、それと同時に存在しているはずの激しい怒りや憤りには気づくことができず、問われても否定するはずです。まさに子ども自身が最早期の被虐待体験を全体としてとらえることができないまま、それは当然ですけどね、自らの心に分裂を生じさせ、一方の感情を無いものとして扱っているのです。

そんな子どもが入院してきて治療チームと出会う。最初は疑心暗鬼で、この大人たちも自分を迫害し見捨てるのではないかと疑い、じっと見ています。治療が進むにつれ今まで出会った大人と違うと思い始め、ある程度治療チームや治療構造を信じはじめると、やおら自分の中の分裂で切り離した感情領域を治療に投げ込んでくるのです。もちろん肝心なのはそのことが子ども自身の意識する世界で生じているのではなく、ある種自動的な反応であり、この「(治療チームに)投げ込んでくる」とは原始的な防衛機制としての投影性同一視です。そしてこのように子どもが投げ込んできたものを治療チームが受け止めた感覚が、まさに治療チームに生じる分裂というわけです。まさに子ども自身が全体を受容し認めることが困難な分裂した感情や分裂した対象関係を大人に投げ込み、大人に託すことで願わくば解決をと直観的に期待しているのでしょう。しかし残念なことに、そしてこれまで何回もそうだったように、結果として大人たちを混乱に陥れ、「良い大人」を託したスタッフは燃え尽き、「悪い大人」を託したスタッフはいきり立って罰を与えようとするか、怒りと失望のあまり肩をすくめて「君はどうしようもない子だ」と見捨てようとするということになってしまう。

分裂が生じている現場では、このような子どもの来し方がかわいそうで、かわいそうでたまらないという思いにかられるスタッフも、わがままで横暴で自分勝手などうしようもない子どもという感情でいっぱいになっているスタッフもいずれも、自らの意志でどちらかを選んだのではなく、誰も意識していないという意味で、各々の個性や役割に応じて自動的に選別され、その役を与えられるのではないでしょうか。そしてそのようなひどく傷ついた子どもの自己感とか自己像とかを象徴しているかのように、「良い大人」を託されるスタッフはごく少数で、「悪い大人」「迫害する大人」を託されるスタッフが大多数となるのが普通です。要は、治療チームに生じた分裂はその子ども自身の心に抱えきれないものへの対処として生じているということを忘れてはならないということなのです。

子どもが抱えるには酷すぎる激しい憤りや厳しい自己否定の感情が抱えられぬまま分裂という原始的な防衛機制で意識から切り離されており、治療に導入されることで子どもは分裂では対応しきれない混乱した感情を治療チームのスタッフ一人ひとりに原始的な投影を通じて投げ込むことで、その解決を託すことになるのだと私は考えています。なにしろ分裂を解消できないままでは、子どもは自身の存在意義やその価値を現実的に保障する「良い自分も悪い自分も両方あってよい」という統合された適切な、すなわちほど良い自己感・自己像にはけっしてたどり着けないからです。そうしたほど良い自己感・自己像とは実体としての自己の全体を適度の肯定感で受容することに他なりません。それは、分裂により意識から切り離され、解離状態でしか顔を出さない自己否定的かつ憤りに満ちた領域をなかったことにしたままではとうてい実現しえない心性だからこそ、こうした子どもは治療、とりわけ入院治療に導入されると分裂した「良い自分」領域と「悪い自分」領域を大人に投影性同一視により投げ込み、その解決を託してくるのではないでしょうか。言い換えれば、入院するまで子どもがずっと抱えてきた辛い思い、特に自分でも認めがたい怒りや恨みや憤りといった感情を治療チームは投げ込まれ、子どもに代わって体験させられているのではないだろうかということです。つまり、良い対象として理想化された少数のスタッフも、その子どもやその子どもをかわいそうといって許してしまうスタッフに対して腹を立てている大多数のスタッフも、どちらも子ども自身ではまとめることのできない分裂した感情の一方を投げ込まれているという点ではまったく同じなのです。

この分裂状態の治療チームの中で誰かが、このチーム内に渦巻く怒りの感情とどうしようもないという無力感こそが、その子どもがずっと持ち続けてきたものではないのかと気づき、「この子こそこんな怒りと無力感と罪悪感を持ちながら育ってきたんじゃないだろうか」と言いださなければ本当の治療は始まらない。そうでないと治療チーム内の大人の妥協から、この子どもはここでは治療できないと決めつけ排除してすまそうという力が動き出してしまう。そうではなくて転移－逆転移の理解をもとに、子どもの分裂した感情を投影性同一視を通じて投げ込まれたことで始まった治療チームの分裂状況、そしてそこでの感情体験として理解し、起きている状況こそ治療対象としての子どもの心の現実であるととらえる余裕を治療チームが取り戻すことで、混乱と破壊性から子どもを保護し、その心の癒しに臨むことができる。これが私の目指す児童虐待などの逆境的な環境で育って入院に至った子どもへの入院治療のイメージです。分裂状況に陥った治療チームがそれについて話し合う機会に「これがこの子の抱えてきた本当の気持ちだったんですね」とチームとして認め、必要であれば行動制限をしてでも、この子どもが自身の攻撃性によって他者をこれ以上傷つけ、そのことで自分をますますダメな悪い奴と思ってしまう悪循環から子どもを護るという覚悟を決めることができれば、そのチームはもはや分裂を克服し、子どもの原始的防衛としての分裂に治療的に関わることができるチームなのです。

そういった状況に取り組んでいる治療チームで大切だなと思うのは先ほど触れた治療スタッフが燃え尽きないための四原則です。子どもが投げ込む分裂に耐え、その状況から治療を再び組み立てることのできる治療チームが燃え尽きないための原則というか工夫を意識していることで、燃え尽きるどころか適度の自己効力感を共有したチームとして成長していくのではないでしょうか。もっともそれは「言うは易く行うは難し」といってよい取り組みですよね。本当に入院治療の一例一例で私たち治療チームは試され、一例一例がまるで初めてのケースのように私たちはいつも混乱させられます。その混乱から一例一例に少しでも適合した治療チームの働きを組み立てることに向かう。それはある種の逃げ水を追うような取り組みでもあります。でもそれが私たちを魅了してやまない児童精神科入院治療の魅力でもあるのではないでしょうか。「こんなケースいたよね」と一人の冷静なスタッフが言うと、「何言ってんの、あの子よりはずっとひどいじゃないの」と言うスタッフがいる、その議論から治療は始まるのではないでしょうか。そうした治療過程で生じてくる治療チームの状況に、医師はどんな機能を果たすことができるのか。これが、私たち児童精神科医の一人ひとりが問われているんじゃないでしょうか。

岩垂　確かにそういう症例を経験すると、病棟の文化がちょっとできてくるっていうか、なにか入院治療構造全体が柔軟性だったり、しなやかさを持つようになりますよね。

■児童精神科入院治療とメンタライゼーション

齊藤　ほんとうにそうですね。この話も終わりに近づいてきましたので、私が今の先生の話から自由連想的に思い浮かんだことを少し話します。ここまで触れてきた心に深い傷を負う、あるいは心の育ちを支援されずに一三歳前後に至った子どもが深刻な問題行動を頻発するようになって入院治療に導入され、そこで子どもと治療チームの間に生じる危機状況についての追加のような話から始めます。

そのような子どもは入院治療の中で自ら抱えきれずに分裂で一旦はないものとしたものを治療チームに投げ込むことで、救いを求めながら治療を破壊しようとするといった両価的な矛盾した姿勢を必ずといってよいほど示します。そういう段階の子どもをみているとその子どもは非メンタライジング・モードを盛んに用いていることに気づきます。現象的にいえば原始的防衛を駆使せざるえない状況にいるこの子どもをメンタライジング理論の観点でとらえると、まさに病棟生活で非メンタライジング・モード全開の状態にあるといえそうです。これに関わり対応しようとすると、治療チームは必ず自身も非メンタライジング・モードに陥り、しかもそれに気づけません。それではどんなに子どもと話しても、あるいは関わっても結局は平行線でしかありません。それどころか相手に対する不信感や怒りだけが膨らんでいく結果にしかならないのです。それでは治療者側の非メンタライジング・モードは何かといえば、即座の解決策を求めることなのです。これは子どもが非メンタライジング・モード優勢な状態で家で荒れて親を振り回していたり、あるいは家庭外に向けて敵意むき出しになっていたりするとき、親もまた即座の解決を求める非メンタライジング・モードの一つ目的論的モード（77頁（注1）参照）に陥っている、それと同じことが入院生活の中で再現されるのです。

外来で親とか養護施設の職員とかからそうした即座の解決を求める目的論的な感情をぶつけられると、主治医もそれに巻き込まれ、目的論的モード優勢な非メンタライジング・モードに陥り、薬物療法を強化すべきかそれとも入院させるべきかとしか考えなくなってしまうことがよくあります。入院治療では親を間に置かずに子どもと治療スタッフが直接向かい合うことになるため、親や施設職員が陥ったような非メンタライジング・モードで子どもの言動に巻き込まれていくのは治療チームということになるわけです。たいていの場合、まず最前線で子どもと関わっている看護師の間でそれはあらわれ、次に主治医、そして医師集団全体へと拡大していくという非メンタラジング・モードの連鎖が生じてきます。そのようにして看護師集団も医師集団も「何とかしなきゃ」と即座の解決を求めて動こうとします。しかし、何とかしなきゃと動くところから解決は残念ながら生じてこないのです。そのときに、「なぜこの子どもはこんな行動を採るのだろうか」「この子どもは今どんな気持ちなのだろうか」「この子どもは今どんな風景を心の中で見ているのだろう」といった発想で子どもを見る視点を持って子どもの心を推し量ろうとする治療チームの誰かがいれば、そこからその子ども全体を視野に収めながら、その心に焦点を当てるというメンタライジング・モードが動きはじめます。行き詰まった治療状況でこうした視点を持つスタッフが出てきて、そのスタッフの視点を他のスタッフが取り入れて広がっていく、こういった視点の転換が生じうる治療チームであるかどうかを私たち児童精神科医は常に意識していなければならないのです。

ケース検討の場でも、すぐ「どうしたらいいんですか、こんなこと言ったり、こんなことやってるんですよ、先生どうしますか」「じゃあ、あなたたちは看護チームとしてどうしようとしてるの？」みたいな議論に陥ってしまいがちですよね。でも、こうした議論からは答えがなかなか出てこない。そして「時間がもう過ぎていますから、じゃあ、どういう方針でいくか主治医の先生から結論を」なんて新人の医師が突然振られ、しどろもどろになったり、無理やり対処法もどきをひねり出したりということになりがちです。残念ながらそうした「結論」で事態が良い方向に動くことは稀ではないでしょうか。だって、このケース検討での議論には治療チームの諸職種のスタッフが互いの思いということに目を向け、何に行き詰まり、何に困っているのかというメンタライジング・モードでの対話がなされていないのですから。そのかわりに即座に解決する解決策は何かと他職種に問いただすだけという非メンタライジング・モードに参加者が皆陥っています。子どもの本当の気持ちも各スタッフの気持ちも脇に置かれたまま、対策だけを求める議論が進み、たいした対応も見えてこないまま参加者は一様に苛立ちつつ解散することになる。

勘違いしないでいただきたいのは、私はそんなことでは駄目だといっているのではないのです。そうではなく、困難な治療であればあるほど、必然的にそういう事態が起きるということを知っておかねばならないと言いたいのです。そこに求められているのは、治療のディレクターとしてある程度治療の全体像を描き、治療を前進させようとする役割を担うとともに、ファシリテーターとして治療チームの各スタッフが経験しているものを語ってもらい、そこから見えてくるものをチーム全体で議論し、そのコンセンサスを共有するという役割を担う人物です。それが主治医の役割であり、病棟医の役割であるとはよく言われることですが、本当にそうかと主治医も病棟医も常に自問を反復する必要があります。それほどこの役割は微妙で繊細なものであって、医師であるとか、病棟医であるとかの属性だけで初めから具有している能力ではけっしてないからです。しかし結局は医師がこの役割を求められることが多いことは確かなので、私たち医師は必死でそのような能力を獲得し、磨き上げ続けなければなりません。とはいえ他の職種のスタッフがその役割を果たす局面も実際にはよくありますし、医師は結論を出すディレクターである前に、チームのそうした能力を引き出しチームでの共有を図るファシリテーターたれというのが私の本音であり願いです。

私はこの何年かメンタライジング理論を知るようになって、「人は困れば困るほど非メンタライジング・モードの穴に嵌まりこみ、蟻地獄のような砂の斜面を抜けだそうと足掻けば足掻くほど、ズルズル深みにはまっていく」という点に気づいてきました。ある程度健康度の高い子どもはその穴から這い上がってくることができるのですが、虐待のような大きな逆境体験を持つ子どもでは這い上がってこれないことも多く、すでに触れたような分裂を介した混乱状態から抜け出す過程を支えるという困難な取り組みこそが治療として必要になるのです。私はその取り組みにメンタラジング・モードでの他者との共存や自己受容という観点を組み込んで考えていくと何か回答が見えてこないかと思っています。治療チームがときどき立ち止まって自分は何を思っているのか、この人はあるいはこの子どもは何を思っているのかと考えながら子どもと自分自身の心を感じ推理してみる。そして子どもが他者の内面や自身の内面を見つめる視点を徐々に確立していくための支援として、子どもと「いまここでの気持ち」を具体的に語り合う交流を大切にする。この二点が深刻な逆境的環境で育った子どもに関わる治療チームの共有の方法論になっていったらよいと思っています。

岩垂　私は研修のときに困った症例で、小平雅基先生にそのことを相談したときに「治療が困って行き詰まったときこそ、子どもと心の底から治療者も一生懸命楽しんで遊ぶんだよ」って言われて、なにか一つ今のと繋がったかなって気がしました。

齊藤　そうですね、今話していたメンタライジングという観点から治療を見て、分裂や投影性同一視が作動している非メンタライジング・モード優勢な心性から、より柔軟で現実に即した他者理解と自己理解ができるメンタライジング・モードに動き出すということは「遊び心が回復する」ということと同義なのかなと思っています。治療技法でいえば、子どもの治療で遊びといえばプレイセラピーが浮かんできます。しかしプレイセラピーだけではなく、入院生活での日々の子どもと治療チームのやりとりには遊びの要素はたくさん混じっています。そんな治療過程で、たとえば衝動統制や憤りの表現をめぐって、象徴的に自動車のハンドルやブレーキ、あるいはアクセルをめぐるイメージが子どもとスタッフの間で遊びとして行き来することはよくあります。遊びとか遊び心と呼ばれる行動や心性は新たなものを生み出す牽引車の機能を持っていることも入院治療で忘れてはならないと思います。混乱した対人関係と感情に振り回されていた子どもがその健康な創造性を回復することは、遊べる心を回復することですし、それを実現する手段が遊びそのものだということを児童精神科医は忘れないでいてほしい。そういう関わりが子どもとの間で持てるようになるトレーニングを、若いうちに積んでいることが児童精神科医の条件かもしれないですね。

岩垂　治療者がそういった体験ができるのも入院治療の良さなんでしょうね。

齊藤　受け持った子どもとは何らかのタイミングでしばしば遊ばなければならないですよね、主治医としては。特に行動をある程度制限されている子どもとはベッドサイドなどで一対一で遊ぶことがよくあります。児童精神科入院治療に関わる者は集団遊びを含め担当であるなしにかかわらず、また職種のいかんを問わず、子どもとしょっちゅう遊んでいます。遊びは児童精神科入院治療のいわば原動力の一つなのかもしれませんね。

岩垂　不思議と子どもが良くなってくると遊んでいて楽しくなってきます。時間がだんだん迫ってきたのですみません、齊藤先生から子どもの心の発達を見ていく上で次世代の児童精神科医に対して心構えみたいなものを、せっかくなので最後にお聞かせいただけたらなと思うんですが。

■児童精神科医としての三つの心構え

齊藤　たとえば児相精神科医になりたいと思う人がいたとしたら、児童精神科医になるために、そして思考の柔軟性を身につけるために、研修段階で遊びを媒介にした治療の経験をすべきということを第一の心構えとしておきたいです。

二つ目の心構えは、子どもを時間軸の中でとらえるという縦断面的な観点を獲得できるような臨床経験を蓄積せよということです。私たち精神科医は年長の患者と出会うときには、ややもすると問題や症状が顕在化した段階での横断面にだけ注目しがちです。「成育歴」という欄が診療録の初診の頁にあっても、あまり深く追求せずに大きな出来事しか記載しないことが多い。下手をすると「特記すべきことなし」で通り抜けてしまう。しかし児童精神科医は成育歴から丁寧にできるだけ詳細に聴取し記載するとともに、通院治療の中で気になる成育歴上の情報にはくり返し立ちもどって、情報の追加や修正を行い続けることを求められます。患者となった子どもの生まれてから受診の契機となった問題や症状の出現まで、そしてその後現在までの経過を一貫したものとしてとらえること、つまり成育歴と現病歴を連続的なものとしてとらえることを私は若い頃に叩き込まれました。それを通して、受診した段階の状態をとらえる横断面的理解だけでなく、育ってきた過程をとらえ問題や症状の出現との関連について検討し続けるという時間軸に沿った縦断面的理解が重要であることを学びました。縦断面とは過去から現在までの経過だけではなく、さらに今後どう経過するだろうかという未来も予測し続けることへとつながっていきます。

そして三つ目の児童精神科医になるための心構えは、成人の精神科臨床の世界で一定期間研修を積むということです。それは子どもの時代に発症した精神疾患がその後どのように展開するのかということを知る機会になるだけでなく、子どもを過度に理想化して子どもと大人の関係を常に子どもが被害者という観点からだけ見るという道徳主義的な子ども至上主義から自由な、広い視野を与えてくれる機会にもなります。だから子どもだけしか知らない児童精神科医にならないということを重要な心構えとしておきたいというのが私の考えです。

こうして三つの心構えを挙げてみましたが、その延長でもう少し語らせていただきます。児童精神科の外来診療では初診は中学校卒業までの子どもであることが多いと思いますが、ではそこで出会いはじめた子どもは何歳くらいまで見ていくべきなのでしょうか。私は児童精神科固有の対象年代としての一五歳までで治療関係を終結すべきとはまったく考えていません。たとえば入院治療に導入された子どもが最も長期の入院の場合、中学卒業時あるいはその直前の時期に退院となるはずです。もちろんもっと早い年代で退院するケースも沢山あるでしょう。その子どもを、たとえば退院前後で中学校卒業に至っている場合、高校年代は最初から児童精神科の対象ではないとして、成人の精神科へ移行するよう告げることが果たして臨床的に正解といえるか否かという問題です。私は小中学校で入院に至った子どもを一五歳で診療対象ではないとして、成人の精神科へ紹介して児童精神科診療は終了と機械的にすることに賛成できません。少なくとも高校年代の三年間は外来診療でフォローアップできるケースはそうすべきというのが私の考えで、若い児童精神科医、あるいはそれを目指す研修医には自分が入院治療の主治医となったケースでは、青年期前半段階の年代の終わりまで、すなわち高校生の終盤まで外来でフォローするのは必須の児童精神科研修ではないかと思っています。子どもは一旦回復し問題を乗り越えたように見えても、その後も何度も挫折をくりかえしながら発達を続けていきます。その過程はけっして単純な回復曲線ではなく、進んではもどることをくりかえしながら徐々に高度を上げていく螺旋状の過程なのだということを一七、八歳までフォローすると少し見えてきます。その感覚を大切にしているのが児童精神科医なのだと私は敢えて言わせていただきます。

岩垂 ありがとうございます。

齊藤 岩垂先生も児童精神科医になろうとする若者に、何か一言お願いします。

岩垂 そうですね、でもなんだかんだ言ってやっぱり楽しいですね、子どもと一緒にいて楽しい人は、児童精神科医になったほうがいいかなと思います。

齊藤 なんだか大学のサークルの勧誘みたいだね（笑）。

[文献]

（1）Blos P（1962）On Adolescence：A psychoanalytic interpretation. The Free Press of Glencoe, New York.（野沢栄司訳（一九七一）青年期の精神医学．誠信書房）

第2部

四人の児童精神科医による ラウンドテーブルトーク

岩垂　喜貴
小平　雅基
渡部　京太
齊藤万比古

1　児童精神科医療の実際

（二〇二二年一一月二五日収録）

岩垂　この本は大きく二部構成になっていて、第1部は『児童精神科入院治療の実際』の刊行記念トークイベントでの対談を収録しています。

第2部は児童精神科一般にわたって「児童精神科医療の実際」「児童精神科における治療」「児童精神科医とは何か？」の三部構成で議論をしていければと考えています。

■これまでの児童精神科医療を振り返る

岩垂　最初に、これまでの児童精神科医療を振り返るというテーマで進めさせていただきたいと思います。

なぜ私たちが児童精神科医療を継続してやっているのかということですね。児童精神科医療はマイナーで特殊な分野です。また医療経済的にも、その労力に比して報われることが少ない中で私たちはなぜ臨床をやれているのかということについてお話ししていただけたらと思います。第2部の最初ですので、それぞれ簡単に自己紹介をしていただけたらと思います。齊藤先生の自己紹介は、第1部ですでにされているので、簡単にお願いできればと思います。

小平　まず私ですが、私は山梨県で小児科医を五年やった後に児童精神科医になるために、国立国際医療研究センター国府台病院で、レジデントを経由して入院治療を中心に臨床をさせていただいています。その後は、東京都八王子市にある駒木野病院というところで、これまた児童精神科の入院治療を主にやっています。児童精神科を目指したのは「他の人がやっていないことをやりたい」といった漠然とした理由からでした。でも実際この臨床の世界に入ってみると、「すごく魅力的なところがある世界だ」というのと同時に「一度やったら辞められない宿命のようなものもある分野」であるとも思います。話が長くなりました。小平先生、渡部先生の順でお願いします。

よろしくお願いします。私も岩垂先生と同じ山梨の大学で、一足早く国府台病院で勤務していたというのが経過です。岩垂先生の話を受けて自分が何で児童精神科に来たかというところを、今思い返していたんですけど、私が国府台に来たときの同期の先生方は、「齊藤万比古先生に指導を受けたい」と、児童精神科を学びたいという志のもとに来られた先生たちでした。その中で一緒に働いていたんですけど、実は私は初めて来たときに齊藤万比古先生を詳しく知らなくて、「齊藤なに先生と呼ぶのかな?」と思って初めて会ったのが素直な思い出です（笑）。当時、たぶん山梨の大学の精神科で二年勤務した後だったんですけど、大学には研究をしていこうという感じの先生たちが多くて、自分の思い描いた精神科となにかイメージが違うなと感じて、山梨から離れて違うところでやってみたいなと思って、それでふと「児童精神科の研修をしたい」と言ったのが始まりだったように記憶しています。

国府台に来て十数年間はとにかく児童精神科というキャリアが、この世で根付くのに何をしたらいいのかを、ずっと考えていたように思います。ちょうど一〇年前に、東京にある当時は愛育病院に小児精神保健科という部門を、齊藤先生たちと一緒に立ち上げるような形で異動しました。その愛育病院自体は少しして田町の方に移転し、広尾地区は「愛育クリニック」というクリニックに変わって、そこでずっと小児精神保健科をやっています。国府台から離れてから入院治療はやっていないので、外来一本という感じですけど、あまり精神科に親和性のない医療機関でも、児童精神科が根づけるようにするにはどうしたらいいかを考えながら一〇年間やってきて、以前に比べると外来での心理的な介入を意識してきて、今は心理的な介入は心理士さんにお願いするのを基本スタンスにしながらやっているのが現状です。最近、東京の特別区に児童相談所が複数できてきて、そこに向けていろいろ支援というか協働してやるようなことを、ここ数年はクリニックの診療と併せてやっています。よろしくお願いします。

渡部 私は山形大学の大学院を卒業して、その後山形県内の単科の精神科病院で臨床をやっていたんですけど、たまたま山形大学の先輩たちに力動精神医学とか児童思春期精神医学をやっているグループがあって、そこで学ぶ機会があり二〇〇二年四月に国府台病院の児童精神科に行って、レジデント生活を始めて常勤医にならせていただき二〇一六年まで勤めました。その後、精神分析の勉強をしたいと思っていたのと、広島の大学から子どもをみる医者を育ててほしいと言われて、広島市こども療育センターに六年間勤めて、この四月からは群馬病院という単科の精神科病院なんですけど、二〇二三年の二月一日から児童思春期病棟と外来棟をオープンするので、今開設の準備をしているところです。

医学生の頃は小児科医になろうかなと思っていたんですけど、私はちょっと手先が不器用で実習で回ったときに「これは、もう無理だなー」とだんだん思ってですね、母親に小児科医になろうかなって一度言ったんです。そうしたら「これから子どもが減るのに、なんて科を選ぶんだ」と言われて、それで児童精神科っていうのもあるんだという感じでなりました。学校がある限り学校行きたくないっていう子は絶対いるはずだ、いい道を選んだと言われていますけど……、そんな感じです。

岩垂　私もめちゃくちゃ手先がぶきっちょなもんですから、小児科時代に散々他の先生から怒られた記憶が蘇ってきてしまいました（笑）。まとめると私たちはたぶん二〇〇〇年代の半ばぐらいから二〇一〇年代の半ばぐらいまで一緒に国府台病院で働いていて、それから別々の道にっていう感じでいいですかね。齊藤先生の紹介は第1部の方に自己紹介としてたくさん書かれてありますね。

齊藤　だから追加することはないので、第1部を読んでいただければと思います（笑）。

岩垂先生がさっき宿命みたいなものを感じたというようなことを言ったじゃないですか。私も児童の世界に触れたときに、確かに「これしかない」と思ったんですよね。私はもともと教員になりたかったのに、親がなんとしても医学部へ行けって。父親は医者じゃありませんから、まったく別の畑の人間なんだけど、なんだか妙に医者に憧れちゃって、反発しつつも医学部を選んで、なんとか千葉大学に入れたので医学部でやってきたんですが、正直言うと学生の間はあんまり好きじゃなかったんです。やっぱり文系にいって、教員になりたかった。高校時代に担任だった国語の先生の言葉に対する深さとか、中世の文学へのその先生の思いとか三年間聞かされてきたんで、それをやりたいなっていう思いがあったのに、なんだろう見栄もあったし、父親へ抵抗できなかったのと両方で医学部を選びました。

途中留年もしながら、具体的な技術に触る、われわれの時代でいうと学3、学4と呼んだ時代にいろいろな科の手応えを味わっていく中で、精神科のやっていることに親和性を感じるようになっていきました。それで精神科しかないかと思ったんですが、学生時代に単科病院へ夏休みに数人の友人と見学に行って、そこで見た単科病院の精神科のあまりの暗さというか空気の重さに、「あっ、この道間違えたかな」と思いつつ精神科を選んで現在までやってきました。当時の千葉大精神科の事情、それは第1部でも語りましたので省略しますけど、いきなり臨床の現場に出ていってそこから研修契約を結んで、週二日千葉大へ行くという研修経験を三年ぐらいにわたって経験しました。指導教官は当時講師だった野沢栄司先生にお願いすることは学生時代から考えていました。野沢先生は精神分析と児童精神科の両方の領域をやっていたので、その両方を経験する間に「やっぱり子どもだ」って思ったんですね。特にプレイセラピーをいきなりやらされて、その魔力に嵌っちゃったというか……。街中なのに自然の多い千葉大の医学部のキャンパスを、子どもと棒を持って走り回りながら、やっぱりこれしかないなと思うようになりました。たまたま木更津病院で若い人たちが集まっていたものですから、その人たちと児童精神科の外来を週一日だけやらせてもらうことにもなりました。

その後、国府台病院に移るチャンスがあり、二つ返事で引き受けて児童精神科の世界に本格的に飛び込んでしまったんですが、あれが岩垂先生が言われたように宿命というのか、魅入られちゃったというのか、そういうものだったなぁと思うんですね。何て言うかどんなに障害が重い子どもであっても子どもの持つ、明日への希望みたいなものに魅入られちゃったっていう感じがあったかなと思います。と言うと、とっても綺麗なんだけど、実際には七転八倒の世界ですよね、児童精神科といえど。本当に手のかかる子どもはやってくるし、手のかかる親はいるしという中で、本当にこの選択でよかったかなと迷うことはいくらでもありましたけれど、ここまでやってきてこういう企画に出会って、こうして話し合いができるっていうこと自体が、児童精神科をやってきて良かったって納得する理由になっています。岩垂先生ありがとうございます（笑）。

岩垂　有難うございます。小平先生と渡部先生は宿命だったり、児童精神科の魅力だったりとか、どのあたりから抜け出せないみたいに考えられたか、よければお話しいただけますでしょうか。

小平　個人的な感覚で言うと、「宿命みたいなものを感じているか？」って言われるとイマイチはっきりはしないんだけど、ただ「やめたいな」と思ったことが一度もないっていうのはありません。その点で言うと、やろうとは思っているんだろうけど、「今日を持って決心した」という自分の中での節目みたいなのは、ないんじゃないかっていう気がします。すみません、水を差すようだけど。辛くなかったかというと辛いことは一杯あったんだけれども、やめたいと思ったことはない、ずっとその感覚ですかね。でもさっき齊藤先生が言ったみたいに、病棟の結構大変な子どもたちの症状が良くなってある程度落ち着いてきて、最後の送別会とかで涙ぐんで挨拶しているのとかを見たあたりで、なんとなく気もちが固まっていったようなところはあるのかなと思いますけどね。

岩垂　子どもたちが大きくなったときにふと外来に来てくれて、近況を語ってくれたり、必ずしもすべてがうまくいくわけではないけど、ちょっと顔を見せてくれて話をしてくれたときにやっていてよかったなと思うのと同時に、一生懸命やるんだけれど、必ずしもうまくいかなかったことというのがあって、それを考えるとやっぱり続けないといけないなというところもあったりすると思いました。

小平　いろいろ思い出しては、もっと勉強しなきゃなって後悔することのずっと繰り返しって感じがあります。

渡部　私は運がよかった。さっきもちょっと話したんですけれど、大学にそういう先輩がいたので、まだ児童精神医学って大学で教えてもらえるなんてことなかったんで、そういう情報があったというのは良かったのかなって思っています。あと山崎透先生が山形大学の先輩で、齊藤先生の下で働いていたので大学の六年生のときに国府台病院の児童精神科に一度見学に一週間行かせてもらいました。たまたま夏休みだったので、そのとき子どもは多くなかったんですよね。Tourette症の体のちっちゃい小学生の男の子がいて、中学生の子たちが思いっきりいじめるんですよね、その子のチックの真似をしたりして。私はその子から一週間とにかくそばにいてくれみたいなことを言われて、いじめられなくて済むからって。朝から晩までその子と一緒にずっとゲームしながら話をするみたいなことをやっていて、そうしたら最後の日に「看護婦さん、倉庫を見せてやってくれ」みたいなことを言って、行くとそこに「不登校大憲章」が貼ってあったんですよね。(1) 一週間そばにいてくれたから御礼に見せてあげるよみたいなことを言われて、中学生になったら僕もこういうことやってみたいんだみたいなことを教えてもらったんですよ。そばにいるだけだったんですけど、何か面白いなと思って、その後、齊藤先生と話をして山形には先輩たちもいるから、いろいろ基本を学んでまず精神科医になる道筋をつけてから来たらどうかと言われて、山形に残って精神科医になる準備をしたことを思い出しました。

それから、大学の初期研修のときにはたまたま外来にたまり場みたいなスペースがあって、スーパーファミコンが置いてあって、そこが午後の子どもの外来のときにはちょっと待合室みたいになっちゃっていて、外来が始まる前に寄っていったり終わってからもそこに寄ってちょっと話をしたりしていました。そのたまり場がだんだんとグループみたいになっていって、中学三年生になって受験が終わったから送る会をやろうとか、クリスマスが近づいてきたからみんなでケーキ作って食べようとか、そんな自然なグループができていったことを経験しました。私は時々新しいゲームを買ってそこに置いたりみたいなことをやっていたんですけど、そういうのでも子どもは成長していくんだというのを見させてもらった。それはグループのことが信用できる、信頼できるみたいな経験にもつながったような気がしています。

■なぜいま児童精神科医療なのか？

岩垂　私は児童精神科医になりたいですと、齊藤先生のところにお願いしに行ったときに、研修はできるけどその後の就職先の保証は一切できないと言われて、「いやー、そんな世界なのかな」と思いました。でもやりたいなと思っていて、あの頃給料もそんなに高くなくて、でも続けられたのは、同年代の先生たちとのつながりというか仲間がいて、その中で児童精神科臨床を一緒にやれたっていうのは、自分のすごい財産になったなと思っていて、あの頃の環境にはすごく感謝しているんです。

齊藤　あの頃は大学にも児童思春期グループのようなものは、少なかったからね。児童精神科医療の臨床家になりたいという医者たちが、研修の場として他に選択のしようがないというか、そんな感じで集まってきてくれた時代でした。現在ではすごく現場が広がってきて、もっと分散しているので、あの時代のような集中というのは、なくなってきたから稀有な時代ではありましたよね。児童精神科医療が全国に広がっていく、いわば本当に伸びていく時代の始まりの頃だったんじゃないかな。だから岩垂先生に就労先は保証しないぐらいのことを言ったのは、本当にそういう現場がなかったからです。児童精神科に夢を託しながら場がなくて、大人の精神医療をやって生涯それで過ごすことになった児童精神科志望の先生はたくさんおられた。だからあまり夢を見ないでほしいというのは、あったかもしれないね。そんな時代だったと思います。今の状況とはちょっと違っていましたよね。

岩垂　どうですかお二人の先生は、あのころを振り返って。

小平　今思い出すと働き方改革的には、完全にアウトな時代ではありますよね。いまの中国のコロナの感染者数と現場の乖離ぐらいね、外来があんなに忙しいのに就職先がないっていうのは、どういうことなんだってくらい（笑）。楽しかったけど、もう一回あそこまで働けるかっていわれると働く自信ないな（笑）。

渡部　齊藤先生に来ないかって言われて、「お給料いくらなんですか？」って聞いたんだけれど一回も教えてくれないんですよ（笑）。

齊藤　国立病院っていうのは、そういうものだったんです。国家公務員の医師の給料は、今でもそうだけれど低いので……。その点は申しあけありませんでした。今になって謝ってもしょうがないけれど（笑）。

岩垂　それもグループだから耐えられたというか、一人でやっていたらちょっと……。

齊藤　本当にブラックだったよね。

小平　条件で見るとボロボロだったけど、確かに楽しかったですね。二度はできぬが。

岩垂　症例について気軽に話し合いができたりする環境は、たぶん今でもそんなにないんじゃないかなって、思っています。本当に全国のいろいろなところから、先生が集まってきていましたよね。

齊藤　もう一つは、われわれこうやって専門の児童精神科医になった人間を除いても、あの時代は小児科をやめるつもりはないけれど、児童精神科の知識をある程度吸収しておきたいっていう、とにかく一年ないし二年やらせてほしいっていう人たちがたくさんいたんで、そういう人たちもまたわれわれと一緒にあの文化を作っていたんじゃないでしょうかね。

岩垂　国府台に来られてから、小平先生と渡部先生は、どんな体験をされましたか、国府台で得たものと言いますか、国府台はどんなところでしたか。

小平　私さっきどこで決心がついたとかはないと言いましたけれど、来た当初、本当にあんなに強迫の子が並ぶ時代がその後あったかなと思うほど、重い強迫症状の男の子が何人もいて、どんどん仕事に追われていくみたいな感じでした。たぶん自分の強迫心性となにかかぶるところもあるって言うか、何て言うんですかね、それまで積極的に人とそういう話をあまり展開してこなかった自分が、なにか否応なしに、自分と似た子どもたちと向き合っちゃうっていうか、そのまんまそこにどっぷりつかるみたいな体験は衝撃的だったなっていうのは、たぶん一つにあるかなとは思います。

齊藤　なにか自分のある意味抱えていて整理がつかない問題に、子どもを通してもう一回門が開くみたいな感じの体験という感じというのは、あったような気がしますね。今の小平先生の言葉は、本当にわれわれ共通の感覚じゃないかなと思います。何て言うんだろう、児童精神科医を選んで一番大きな曲がり角が自分の中の未解決な幼い葛藤みたいなものを、自分自身の中で再体験している瞬間なのじゃないかなあ。そのときだよね、本当にしんどいのは。治療しながら自分をどう支えていくか、そもそもこれって自分の問題と同じだよねとか、この子以上にこの問題を大きく抱えているのは自分の方じゃないのかって思うような課題っていうのは、それぞれの先生で内容は違うと思うんだけど、私はありましたね。とりわけ漠然とした不安みたいなものに子どもたちがぶつかって抱えて、もうどうしようもなくなっている姿、自分もそうだったって変に重ねちゃってね。私の三〇代の終わりから四〇代の初めにかけては、そんな時代だった。とってもその当時苦しかったですよ。児童なんかやめようかと思うくらい、自分の心を引っ掻き回された結果出てきたものを、自分はどう抱えていくかという課題だったような気がするんですけどね。それを通過してみると絶対必要なことだったたし、全部解決なんかできないけど、治療者ってそういうことを、自分の中に未解決なものがあるっていうことを認めることで成熟できるものなのではないだろうか。そういうことに実感をもって直面することになるというのは、自分の児童精神科医としての歩みの、もう一つの出発点だったような気がしますね。そんなことを思い出しました。

小平 今の話を聞いて、ちょっと最近の反省も込めてなんですけど、齊藤先生が言ったような場面ってあんまりうまく言葉とか出てこないじゃないですか。以前と比べると最近本当に外来が忙しくて、外来でたくさん子どもを診ていてたまに振り返ると、自分の外来ってメンタライゼーションでいうところの目的論的モード(注1)と、プリテンド・モード(注2)の塊のようなコメントをして外来を回している自分を感じてしまって、ろくなことやっていないなと思うときがあるんです。なにかそういう痛くて言葉にならないときとかの方が、あまり言葉は出なかったけど、いろいろ治療の中で動いていたのかなと、ちょっと思ったことですけど。

齊藤 こっちに余裕がなくなってくると、目的論的モードにもなるよね。バッと解決を求めてくる患者さんや親に対して、こっちもバッと解決をしようと行動に行動で答えるような、そういう反応が多くなってきて、それがまた辛くもあるんだよね。自分自身にとっても辛くなっちゃうので。

小平　それから変に知識が増えてくると無理やり自分の知識に合わせる感じのとき、なにかプリテンド・モードの塊みたいなときってあるじゃないですか。最近外来をやっていると、プリテンド・モードと目的論的モードは外来臨床の中でしばしば起こるなと、喋って上滑りしているとよく感じていて。

岩垂　だからこそ、ある程度若い年代のうちに入院治療の場で子どもたちと関わる経験というのは大事なのかなって、今のお話を聞いて思ったのと、私も開放病棟で臨床していたせいもあって、自分が入院させる患者さんが大体似たような患者さんばっかりになってきて……。私はある時期、子どもの父親と会うのが怖くてたまらなかったときがあって、それも自分の課題だろうなと思ったりとか。あと研修に来てくれた先生の申し送りとかを読むと、だいたい「見

（注1）目的論的モードは言語獲得以前の原始的な心理解の様式であり、他者は行為者として（乳児が思うのと同じ）合理的な目的志向的行動をとると予測しており、独自の仮説を持ち、それにしたがって動くという概念を理解できない水準である。

（注2）プリテンド・モードでは自己と他者の境界は以前よりずっと明瞭に意識されており、自分の内面で生じている想像やそこから派生する情動はどこまでも自己に属するもので、他者には関係ないものとみなす傾向があるメンタライジングの不完全な様式である。

立て」のパターンが一緒な先生とかいて、いろいろなその人その人が反映されるんだろうなというふうに、聞いていて思いました。

渡部先生は、いかがですか今の話の流れの中から。

渡部　やっぱり一番に辛かったのはね、死にたい患者さんがいっぱいいて……。国府台に来て二年目三年目ぐらいのときが一番きつかったような気がしています。朝の申し送りに出るのが辛くて、何やっても体重が増えない摂食障害の子がいたりとか、点滴すれば点滴のボトルをハサミで刺したりとか、なにかどうにもならんなあみたいな感じの、あれが一番きつかったかな。あとやっぱり患者さんに自殺されたときが、一番堪えたなという感じでしたね。ただその後グループをできるようになってから、特に病棟の中でもいじめられる子とか、選択性の緘黙でコミュニケーションを他の人とまったく取ろうとしないとか、そういう受け皿から漏れていくような子たちを、どう拾い上げていくか、コミュニケーション取りにくい子とか支援から漏れていくような子を、どう支えるかを考えるのがだんだん楽しくなってきました。グループ使ったりカップラーメン使ったりいろいろやって、ちょっとコミュニケーション取れるようになったりとか、そういうことが見つかると続けられる、そう言う感じです。

岩垂　その一番しんどい時期というのは、どうやって耐え忍んだというか、どうやって乗り越えられたんですか。

渡部　入院のときはまだいいんだけど、外来になるといつもヒヤヒヤしていて、次の外来は来るのかなとかね。それをどう乗り切ったのか……。一つはやっぱり同僚がいて、今こんな状態でちょっと大変なんだみたいなことを話すことができたことですかね。それから外部の先生にスーパービジョンを受けに行ったりとか、子どもがとっている行動のなにかしらの意味を考えるというか、こっちに何を投げかけているのか、それを捉えるのにもがいていたような感じで、それがなかなかきつかったのかなとか。まだまとまらないんですけども、そんなことを思いだしました。

小平　病棟のグループ性っていう問題と、岩垂先生が最初に話したけど同僚とか仕事仲間のグループ性みたいのと、パラレルな感じもあるかなという記憶です。渡部先生が国府台に来て二、三年目にちょうど齊藤先生が精神神経センターの小平キャンパスの精神保健研究所に行くことになって、なにかスタッフ全体の構造が大きく変わったというか。本当にグループ的に職場全体が盛り上がってくるのって、もうちょっと後かなっていう気がします。笠原麻里先生が辞められて齊藤先生もあまりいらっしゃらなくなった頃って、渡部先生と二人で「どうしますかね」みたいな感じで、路頭に迷っているときだったなと。

齊藤　四年間ほどだったけどね。同じ国立精神・神経センター内の精神保健研究所の部長と兼務となって、最後の一年間は精研が移転して小平キャンパスへ通いました。その後、国府台病院へ戻ることはできたんですが（笑）。

小平　あの後くらいからが、渡部先生の病棟でグループが展開していくし、なにか職場の同僚的なグループ力みたいなものがすごく上がっていったような感じの時期があったような気がしますね。

齊藤　集団精神療法が、ある意味国府台の外来でも病棟でも花開いた時期だったよね。そうでもない？

渡部　そこにくるまでの、二年目三年目がきつかったな〜。

齊藤　でもそういうのってやっぱり自分の抱えてきた何かをえぐられるんだよね。自分の課題でもあるような気がする。三〇代の終わりから四〇代の初めにかけてのしんどかったときに、国府台の精神科の先輩にいろいろ愚痴をこぼしていたんだけど、その中で先輩の言った言葉で一番今でも助かったなと思う言葉は「司馬遼太郎なんか読んでないで池波正太郎を読め」って言われたことなんですよね。そのときは何言っているんだろうこの人はって思ったんだけど（笑）。大真面目で司馬遼太郎の歴史論を読んで納得したつもりになったりしているのでは、人間はわからんよと。やっぱり鬼平であり剣客商売であり、あるいはそういうシリーズにならなかったいろいろな武士や町人や盗人たちのね、なんと言うか思いと言うか、ああいうものをもう少しちゃんと知れと。それを真に受けて、土曜日には仕事は午前中できちんとやめて蕎麦屋へ行って蕎麦を手繰って、熱燗一本飲んでとやってみたのね。最初はぎこちなかったけど、何回かそうやって蕎麦屋で、まさに池波の言葉を借りれば、蕎麦を手繰って熱燗を口に含むというだけで、児童精神科病棟のことを国府台に置いてこられる感じがしたんですよね。なにかいつも引きずっていて、いつもどっぷりつかっていたんだと思うんです、それまでは。そういうちょっと置いてこられるっていう感じをまったく持てなかった。この感覚は先輩の言葉を素直に実践して得たものかなって。冗談みたいな話ですが、意外と本気でそう思いますね。

■児童精神科治療における対話と「あそび」

岩垂　次に児童精神科における対話と「あそび」というテーマで、進めさせていただきます。「あそび」っていうとただ単に子どもと遊ぶというところに結びつけちゃうと思うんですけど、それだけじゃなくて治療の中の治療者のユーモアというか、「あそび」心であったりとか、なにか隙間みたいなものであったりもするのかなと思うんですよね。私はほぼ入院治療しかやっていなくて、入院治療は多職種連携の場で、その多職種連携の場の中で子どもを含めてどうやって「あそび」の雰囲気を出していくのかが、子どもの発達にとっても、治療にとっても大事かなって思っています。たとえばカンファレンスの中で笑いが起きるとき、そういうときにすごくいい議論が生まれたりとか、子どもにとっても治療が進んでいく展開が起きる気がするし、逆に「あそび」の雰囲気がなくてみんなに心の余裕がなくなってくると、治療が膠着してしまうような感じになるのかなとも思うんですよね。たぶん入院治療だけじゃなくて外来の場の中でも、保護者と子どもの間とか、保護者と治療者とか治療者と子どもとか、子どもと子どもでもそうですけど、ふっと笑っちゃうときに治療が展開していくことが多いように個人的には思うんですよね。これもちょっと漠然とした問いなんですけれど、「あそび」とか隙間とか余裕とか、そういうところの考えについて、それぞれの先生のお考えとか思うところをお話ししていただけたらなと思うんですけど、齊藤先生からでよろしいですか。

齊藤 私は岩垂先生が「あそび」を第2部の最初の「児童精神科医療の実際」という章の三番目のテーマに持ってきたこと自体が、卓見だと思っているんですよね。いいところに目をつけたなと思っているんです。私は児童精神科医療って「あそび」という部分を除いたら、成立しないんじゃないかと思っているんです。それは狭い意味での子どもとの「あそび」にとどまらず、今岩垂先生が言ったような広い意味でのグループというか、多職種が集まった治療チームで入院治療をやっているときだってそうだし、外来の受付のナース、あるいはバックヤードで相談したり愚痴をこぼしたりすることを含め、看護師や心理士やワーカーや作業療法士、こういった人たちとの連携で支えられるのが入院治療であり外来治療だと経験的に考えていますが、そういうときにやっぱり大事なのは「あそび」あるいは「あそび」心というキーワードにあるのかなと思ってますので、ここに「あそび」を持ってきたのは本当に大切なところだなと思います。

私にとって「あそび」というのは、児童精神科の千葉大での研修で指導医だった野沢栄司先生のもとに集まった一〇人前後の精神科医、小児科医、心理士と野沢先生による新患ケースの検討やプレイセラピーの経過報告をめぐって議論するグループ検討会が原点です。そこで野沢先生に「この子プレイセラピーね、あんたやって」と言われると次の回から親の面接は野沢先生がやって、私はプレイセラピーを五〇分ほどやるという構造で三年間取り組みましたので、プレイセラピーが私の最初の児童精神科経験だったわけです。このプレイセラピーを四〜五ケース経験したと思うんですが、その経験をする中で良かったなと思うのは相手と同じ立場にならないと相手も本当の思いや気持ち、感情とかいったものを表現してはくれないし、そういうときでさえストレートにそれが表現されることは滅多にない。ほとんどはいわば象徴的なストーリーであったり、その場のちょっとしたおちゃらけであったり、そんな変化球のような形で表現してくるものの中に、実は大切なものが込められているって受け取る感覚は、やっぱりプレイセラピーを経験したことで得られたと思っています。何より子どもと治療者が同じ目線の高さでなければそれはできないということを、最初に臨床体験を通じて教えられたというのは、児童精神科医としてここまでやってきた自分にとって、すごく大事な経験をさせてもらったと今も思っています。だからプレイセラピーに惚れこんじゃったんだろうなと思いますね。そういう点では「あそび」というのは、私の児童精神科臨床のAからZまでといっても言い過ぎではないと思います。

岩垂　有難うございます。お二人の先生、いかがでしょうか。

齊藤　小平先生、「あそび」にはちょっと外傷体験があるんじゃないの？　研修時代に「もっと遊べ」って私や笠原先生からくりかえし言われた辛い経験があるんじゃないかな。

小平　「あそび」って言われると、今の齊藤先生の話をまったく否定しないんです。でも齊藤先生にそう言われたら自分にとっては外傷体験なのかもしれないと思えてきちゃいました(笑)。未だに自分の中で「あそび」っていうキーワードが若干葛藤的で、おっしゃるとおり研修始めた最初のときに、「いろは」もまったくわからなくて、「とにかく一切仕事しなくていいから子どもの中で遊んでいろ」と言われ続けてました。何と言うんですかね、江戸時代の八丈島送りみたいな感じでしたね(笑)。とはいってもプレイセラピーのカンファレンスがあったので、齊藤先生にいろいろ教えてもらってたんです。たぶん自分の研修のしはじめの数年ぐらいにプレイセラピーがあって、そこのエッセンスは今にも根付いているんだろうなと思うんだけど、齊藤先生がさっきの話にあったように途中で異動しちゃったころから、とにかく受診患者はすごく増えだしちゃうし、レジデントも増え出しちゃうしみたいな感じで、どっちかっていうとマネージメント的な感じの立場が強くなっていきましたよね。それこそ岩垂先生たちの世代が研修に来て超楽しそうにやっているけど、「あそこに一緒に入って遊ぶわけにもいかないしな」っていう感じもずっとあって。上野耕揮先生とかがすごく楽しそうにしているのを見ると、ある意味ちょっとあこがれというか羨ましさみたいなものを持っていて、ここを自分の臨床にどう溶け込ませるかとかずっと悩んでいた時期がありました。ちょうど国府台を去る最後くらいに齊藤先生に「個人スーパービジョンをしてもらいたい」って頼んだことが一回あるんですよね。齊藤先生に「や〜だよ」とか言われて、結局叶わなかったんだけど（笑）。

そういうのを自分の臨床にどう溶け込ませるかというのを、悩みながら愛育に移ったんだけど、結局愛育行ってもどっちかといえばマネージメント的な要素が強くて、心理の人たちにプレイセラピーとかやってもらってみたいな感じが中心だったんで、「あそび」に関しては憧れつつも近づけないみたいな感じがあります。齊藤先生に最初の頃カンファレンスでいろいろ教えてもらったとしても、じゃあ齊藤先生が言っていることが当事わかったのかっていうと、わからぬままに二～三年は終わってしまっていて、その後ちょっと距離があるみたいな感じがずっとしていたんで、なにか葛藤的な気持ちになるっていう感覚です。でも最近は渡部先生と一緒に勉強させてもらったりとかで、ここにきてそういうのを勉強する流れが自分の中でできてきて、五〇歳を過ぎてやっと葛藤と近づけそうな感じがしてきているっていうのが正直な感じです（笑）。

岩垂 渡部先生いかがでしょう。

渡部 難しいですね。私は字を書いたり絵を描いたりということが苦手なものだから、なさけないことにスクイグルとかできないんですよね。だから言葉の方の面白い方でいこうかなとかって、ちょっと思っているところはあるのかなって。本当はねスクイグルとか憧れるんですけどね、ウィニコットのスクイグルとかほんと先の先まで見えているというか、ものすごい世界だなとか思いますけどね。『子どものメンタライジング臨床入門』の本を訳してから(2)、子どもとちゃんとプレイセラピーをもう一回やってみたいなっていう気持ちになってきて、児童精神科の新しい病棟と外来ができたら、取り込もうと思って今楽しみにしているところなんですけど。

齊藤 でも渡部先生がやっていた病棟のグループセラピー、男子や女子、男子の方が多かったかな。あの男の子のとくに自閉症スペクトラム障害（ASD：Autism Spectrum Disorder）の男の子たちを集めたグループ(3)だとか、あれは「あそび」以外の何者でもないと思って見ていましたね。実際にゲラゲラ笑っているかどうかはともかくとして、活動そのものが傍から見ているとみんなでゲラゲラ笑っているような感じがする。そういう雰囲気があって、これはこれで本当に「あそび」の世界なんだなぁと思って、だからこそあの子たちはあんなに一生懸命に入れ込んでくれたんじゃないかなと思うんですけどね。

渡部 やっぱり中学生ぐらいのときに、なにかくだらないことですごい盛り上がっていて、はたから見ると「何あいつら?」みたいな、外側から見るとちょっと薄気味悪いような、そういう仲間体験をもてることとって大事なんじゃないかなって、このコロナの時代の中でそんなことを思ったりしています。

岩垂 「あそび」心が満ちあふれていたグループが多かったように、思いました。あと子どもたちが渡部先生に笑われることを望んでいて、すごく安心して笑われているって言うか、渡部先生に「お前ダメだな」って言われて、子どもがすごく安心して喜んでいるのが、グループの中で印象的でした。

齊藤 はたで客観的にラジオでも聞いているみたいに聞いていると、グループの中で渡部先生はとっても意地悪なんだよね(笑)。意地悪なこと言っているわけですよ、子どもたちに対して。ところが、この意地悪が見事に「あそび」になっているのね。その意地悪を「あそび」にしたテクニックっていうのは、「すごいなー」と思って、これはかなわないなと思いましたね。あの病棟でのグループを見聞きしたり、発表で話しておられる内容を聞いたりして、その点は感心というか感動しましたよ。「ああ、意地悪を『あそび』にできるんだ」っていうところにね。しかも一方的な「あそび」じゃなくて、ちゃんと相手が救われた気持ちになっている。ちゃんと真正面から扱われた気持ちになっていて満足そうな笑みを浮かべる、不思議な意地悪なんだよね。

岩垂 いじられに行きますからね、子どもたち。

齊藤 あれは「あそび」だよね、絶対に。「あそび」だから毒がない。

岩垂 他にスタッフの間にちょっと「あそび」心を出すとか、構造の中に「あそび」が生まれるとか、そういうのを出すのはなかなか難しいなって思っているんですけど。思っているというか、自分ができないんですけど。単刀直入に言っちゃうと、どうすればいいんですかね(笑)。

齊藤 私の若かった頃、当時の渡部先生よりもう少し若いくらいの年代のときには、治療チームのメンバーとの「あそび」って飲みに行くことだったんですよね。飲みに行って対応に苦労している子どもについて辛辣な言葉で議論したり、チーム内の人間のことを厳しく批判したり、もちろんその子どもや同僚がそこにいないから言えるんだけど……。あるいは目指すべき治療の夢を語って大言壮語し感動しあったり、そういうのが唯一の仲間内の「あそび」だったような気がする。一九八〇年代九〇年代って飲むしか芸がなかったなあと、今先生のお話を聞きながら少し苦い味とともに思い出しました。というのを、最初に告白して、どうぞ（笑）。

小平 そういう点でいうと私ね、齊藤先生最初のうちちょっと怖くて、「すいません」みたいな感じだったんだけど、齊藤先生と近しいなと思ったのがね、それこそ学会かなにかの後にホテルの風呂場で泳ぎ出したのを見て、「お茶目な先生だなぁ」と思って親しくなっていったのを覚えています（笑）。

齊藤 ただ泳ぐだけならよくある話じゃないですか。さらに興が乗って風呂の底へ潜ったりしたのをよく覚えていますよ。そのときのこと。

小平 楽しかったなと（笑）。

「あそび」を意識するのは、何て言うんですかね、専門家としてのわれわれチーム全体の余力っていうか、余裕みたいなものがないと、なかなか「あそび」心をどう入れていくかっていう視点が入ってこない。さっきのメンタライジングでいう健康的なメンタライジングが、発動していてなんぼの「あそび」というところもありますよね。

渡部 本当にちょっと余裕がないと遊べないっていうかね、パッパッだと無理かなという。

岩垂 そういう意味で言うと保険点数が上がって、かなり助かってはいるんですけど、専門的にやる人も質も量もまだまだ足りないなというところがあると思うんですけど、その点についてはいかがですか。

齊藤　「あそび」って当然ながら児童精神科医療にとって不可欠な要素の一つで、それがなければチームも動かないって、みんなわかっているんですよ。わかっているけどそれが難しいんだよね。参加している人間のそれぞれのパーソナリティにもよるだろうし、いろいろな事情でこういう人が上に立つと遊べないよねという人が上になっちゃったりとか、そういうことも含めて本当に「あそび」心を持って、あるいはよくブレーキやハンドルでいう「あそび」ね、そういう「あそび」を持ってチームが動けるときっていうのは、やっぱり上に立つ人間が余裕があるんだよね。変に野心的じゃないし、下の人間のいわば活動そのものを評価してあげられるような余裕っていうのか、全部自分の手柄みたいにしちゃわない。そういう人たちが上に立っているときは、余裕があるのでそのチームは「あそび」心を持てる。逆に言うとそういうときを、もしチームが得たらそれは本当にいいときなんだって思うんです。ただちょっと水を差すようだけれど、そういうものが機能しないときが結構あって、むしろ一つのチームは機能しないときの方が長いですよ。機能しているときの割合の方が少ないと思う。ずっと機能させるチームにしたいんだけど、なかなかそうはいかない。医療という本当に多職種が集まって、それぞれに専門性を持って誇りを持ってチームを作っている、そんなチームの持難しさでもあるし、可能性でもあるという、そういう感じがするんです。やはりチームの持つ「あそび」心というのは、とてもデリケートな課題のような気がしますね。絶対必要なのは誰も反対しないいんだけど、これが発揮できるときを持てたら幸運なんだと思うくらいでいると意外に持てるものだと、少し斜に構えていた方が健全です。

小平 今の聞いていて私思ったんですけど、「あそび」心があるっていうことと、プレイセラピーをするっていう作業が中心であることと、「あそび」と言ってもいろいろニュアンスが変わるじゃないですか。思い出すといろいろな局面がありますけど、新患の人もどんどん急増する中でチーム全体をマネジメントしていこうとして、必要な人に必要なケアをするっていうことが、プレイセラピーを提供することと矛盾してしまった時期もあったなと思います。

　プレイセラピーをするっていうことが何か至上命題になっちゃって、それを受けている人はいいんだけど、全体を見るとサービスを受けられていない人が大半になってしまっていたりして。結果としてチーム全体に全然「あそび」心がなくなっちゃっているみたいな感じの局面もあったかな。だからその「あそび」心があるっていうとなにか「あそび」という作業をしているっていうことと、何か混ざっちゃうときもあるなと思って。

齊藤 おっしゃるとおり。この「あそび」を治療の手段に使うという点で、プレイセラピーはある面で特殊な治療法であるわけですからね。やっぱりプレイセラピーでいう「あそび」という意味と治療全体で治療チーム全体が持つべき「あそび」とか、子どもとの交流の中に持つべき「あそび」心っていったものは、まったく次元が違うと考えたほうがいいと思うんですけどね。

小平　「プレイセラピーをやらねばならぬ」という唯一論が前面に出ちゃって、いま齊藤先生が言ったようにチーム全体が「あそび」心がない状態になっちゃっているときとかって、本当に全然どうにも回っていないみたいな局面になっちゃう。そんな感じでずれちゃうと、「あそび」が全体に苦しくのしかかってくるっていうか。

齊藤　苦しくのしかかった瞬間から、「あそび」じゃなくなってしまう（笑）。

岩垂　楽しくなくなっちゃいますよね。

齊藤　たぶんそんな時代も国府台の歴史の中にあったと思います。プレイセラピーの持つ治療の力と限界は明確にしていかなきゃいけないと思いつつ、なかなか難しかったという記憶があるんで、おっしゃるとおりのところがあったのだと思うのですが、逆に言うと武器がなかったんですよね。プレイセラピーぐらいしかなかった時代もあるから、どうしても小平先生が指摘したような面があったことは否定できません。その後、渡部先生が集団療法の感覚を持ち込んでくれたし、後半の方にいくと認知行動療法も入ってきているし、だんだん選択肢が増えていくにつれて、プレイセラピーはプレイセラピーの持つ可能性と限界というのを少し冷静に評価できる時代が、今きているんじゃないかなと思う。

小平　そうですね、本当にそう思います。

齊藤　そういう現在という時代にプレイセラピーをちゃんと語る人間がどれだけいるかなっていうのが、私としては今気になりますね。

■神経発達症の臨床

岩垂　次に神経発達症についてです。たぶんこの二〇年くらいで、かなり神経発達症をめぐる世界っていうのは変わってきたと思うんですね。やっぱり注意欠如・多動性障害（ADHD：Attention Deficit Hyperactivity Disorder）の治療薬の保険承認というのが大きな変化だったと思うし、それによって臨床がだいぶ変わってきたっていうのもあると思います。それはいい意味でも悪い意味でもですね。またその神経発達症の臨床においては、絶えず生まれの問題か育ちの問題かみたいな議論が振り子のように出てきて、たぶんその一つの答えが齊藤先生の述べられている人格発達論(4)により随分説明ができるような気もするんですが、そのことも含めてこの二〇～三〇年くらいの神経発達症の臨床について、それぞれの先生が感じるところがあればお聞かせいただけたらと思うんですけど、小平先生いかがでしょうか。

小平　たぶん児童精神科業界の大きな発展の一つとして、やっぱりＡＳＤだったりＡＤＨＤを学術的に研究をするグループが出てきて、大学に講座ができていったことが挙げられるように思います。その点で大きな変化の要素であったと。それから実際に臨床的に見てもＡＳＤのお子さんとかＡＤＨＤのお子さんのある意味での生きづらさを、ちゃんとある程度ガイドしてあげられるっていうところでの意義もある。もっと昔の記憶を辿ると国府台病院の精神科救急外来とかに来ていた、あの当時ボーダーラインパーソナリティとかいろいろ言われていた患者さんの中に、今思い返すとそういう特性のあった人も結構いたのかなと思うので、そういう人たちが自己理解とかしていくときに、神経発達症特性の目線が臨床の中に登場したっていうことの意義は大きいなと個人的には思いますけどね。

岩垂　神経発達症の臨床において、外来専門の医療機関にいて改めて感じることとかありますか。

小平　自分の臨床力にもよってくるのかなと思うけど、神経発達症の診断をされることで子どもにしても親御さんにしてもある意味ちょっと救われるじゃないけど、どちらかというと自己理解だったり家族理解が進んで楽になるって家族もいるけど、一方で神経発達症の診断をされて家族機能がダウンしちゃうというか、なにかすべて諦めちゃうみたいなモードにまでなっちゃう親御さんとかもいます。だから私たちの作業としては客観的でいなきゃいけないかなと思う一方で、神経発達症っていうことの意味っていうかテーマが家族によって違うので、そこはある程度考えながら伝えていかないといけないのかなというのは、最近思っている感じですかね。

岩垂　ありがとうございます。渡部先生は療育機関にも勤められていて、いかがでしょうか。

渡部　国府台のときはＡＳＤとかＡＤＨＤの子が、反抗がひどくなったり家庭内暴力がひどくなっちゃったり、不登校になっちゃったり、そういう子どもたちの入院治療もやっていたかなと思うんですけど、だんだんそこと対峙し続けるのは大変かなって。年間に診られるケースも限られているので、ちょっと焼け石に水かなみたいな気持ちにも終盤なってきていて、養育センターに行ったんですけどね。そこでは応用行動分析の知識とかが、小さいうちから提供されていて、早く見つけてそういう子どもにそういうことを上手に使うっていうことと、あともう一つは親をしっかりサポートしていく。健常な子どもの親と神経発達症の親が話をしても、励まされるだけで終わっちゃったりして、なかなかわかってもらえないという気持ちが強いようでした。でも療育センターのソーシャルスキル・トレーニングの親グループで話し合ったりすると、結構お互いわかり合えたとか助け合えたとか、そういうことも経験していたので、親をまとめてサポートすることも必要かなと思っています。一対一だとさっき小平先生が話したみたいにすごく落ち込んじゃうとか、あとは神経発達症って診断されちゃうと、そっちのソーシャルスキル・トレーニングだとかが強調されちゃって、逆に心理的な問題みたいなところが顧みられなくなっちゃうっていうか、そこが大事なのかなと。

私は最近、神経発達症とか力動的な考え方とか、メンタライジング・アプローチとか、子どもとか家族にどんな気持ちが動いているのか、そこをしっかり把握していくことは大事なのかなって感じています。あとは小学校五～六年生とか中学生になってくると、仲間関係は大事になってくるので、学校で友達ができなくても、療育センターのグループで仲間ができたらいいかもしれないとか、そんなことを考えてグループを作ったり、ペアレント・トレーニングとか、そういったことをやってきたかなって思っています(5)。

あともう一つ、ここで話したらいいのかわからないけれど児童精神科医の一番大事な仕事は、こういう子どもたちを何て言うかちゃんと一人で生活できるようになるまで何とか見届けてやるっていうことが大事なのかなって最近思っています。きちっと税金を払えるぐらいまでなってもらうというのが、児童精神科医の大事な仕事なんじゃないかなってちょっと思っています。

岩垣　それから療育センターに行ってですね、作業療法士の先生がいたのがね、いろいろ大きかったかなと思いましたね。

渡部　どういう感じですか。

すごく不器用な子を丁寧に見てくれたりとか、体の使い方みたいなのを教えてくれたりとか、そういう子どもの見方もあるんだなーっていうのは、ちょっと新鮮でしたね。

岩垂　そこから連想したんですけど、神経発達症のお子さんの学習の問題というか学校の勉強の問題というのも、大きい問題。自尊心の向上は問題としてあるかなと思うんですけど。このへん小平先生いかがですか。

小平　大きくは二つあるのかなと個人的には最近思っていて、いわゆる神経発達症的な学習障害としての勉強の難しさみたいなのをどう各論で支援していくのかっていうのが一つ。もう一つは、最近見ていると学校の学級崩壊感が結構なかなか想像を越えていて、崩壊している学校に適合して勉強するっていうのがそもそも難しい時代だなと。学校と私たち専門家の協働も必要なんだけど、最近思っているのは「学校に行かなくてもちゃんと勉強ができる」「ちょっと学校から離れられる」みたいな、そういう選択肢を整備してあげる方がいいんじゃないかなと。不登校の問題は、不登校と不勉強が必ずセットになるっていうことが深刻じゃないかなと、最近思っているんです。コロナでみんな義務教育でもネットでの勉強を許されたんだったら、その後も続けてあげればいいのにと思っているんだけど、なんであれをやめちゃったのかなって。どうしてもあわないクラスにいるときには、ちょっと距離を置いて勉強して、立て直せるときにまた行ってみるみたいな、選択肢ができたほうが実は楽なんじゃないかなと、本当に最近思っています。

渡部　私も今の小平先生の意見に賛成ですね。

小平　そして最近思うこととして、医師の教育機関に向けての合理的配慮（注3）要求がちょっと雑で、医療でやるべきことまで学校に求めたりとか、その子へ配慮すべき合理性が的外れだったりとか。そういう要求が出されると、学校の方はやらなきゃいけない、でも現場とは合っていない、そして学級が崩壊しているみたいな感じで。そんな崩壊が続いていくと、そのうち先生がいなくなっちゃうんじゃないかなと、本当に危惧しているんですけど。

岩垂　あまり学校に行くお医者さんもいないですもんね。学校の現場を見に行くっていうか、なかなかそういう機会もないだろうし……。

齊藤　見に行かなくてもそれを感じ取るアンテナを医者が持っているか、持っていないかが大きいんじゃないかな。自分がとても良いことを考えて良いことを知っていて、それをやってあげなきゃいけないんだ、それが医者の使命だって思い過ぎている医者が多いんで、そうじゃないだろうって……。各職種には誇りもあれば思想もあり、しかも現実という限界も持って仕事しているし、それを感じながらみんな一生懸命やっている。それを前提に話し合っていかなかったら、なんというか上から目線のお達しや命令になっちゃう。医者の仕事はそんな仕事じゃないですよっていうところに目を向けていくっていうのも、児童精神科医の持つべきスタンスなのかもしれないですよね。神経発達症って診断したら、それをもって学校はすべて理解してすべてこの子に配慮すべきだって主治医が考えるとしたら、それはあまりにも甘いし、世間知らずだと思われるでしょうね。そのあたり、もっと医療は教育界にしろ福祉界にしろ、現実の地域機関のキャパシティをしっかり理解して対話し議論すべきだと思います。

神経発達症についてさっき岩垂先生が、生まれか育ちかっていう言葉で述べられていましたが、問題はまさに生まれか育ちか、生まれなら神経発達症だし、子どもの育ちなら虐待でしょうみたいな、そういう二分法が大手をふってまかり通っているところにあると感じています。自分もその二分法にまったく関わらなかったかといったら、ＡＤＨＤを巡って関わっていたかもしれないという思いもありますが、でもそういう考え方自体がもう現実的ではないと思うんですよね。「神経発達症の子どもたち」という表現をした際に、その「神経発達症」という疾患名だけを見ようとするんじゃなくて、「神経発達症の子ども」の全体像を見ようと努め、さらにその子どもを持つ親を見ようとする姿勢が必要なんだと思いますね。われわれは一人の子どもの今この瞬間に現れている姿を、生まれ（体質）と育ち（環境）の両方が

（注３）国連の「障害者の権利に関する条約」の締結に向けた国内法制度の整備の一環として、全ての国民が、障害の有無によって分け隔てられることなく、相互に人格と個性を尊重し合いながら共生する社会の実現に向け、障害を理由とする差別の解消を推進することを目的として、平成二五年六月、「障害を理由とする差別の解消の推進に関する法律」（いわゆる「障害者差別解消法」）が制定され、平成二八年四月一日から施行された。

絡みあった総合的な結果と受け止めなかったら、子どもの本当の姿は全然見えてこないと思います。ある意味で、神経発達症を持つ子どもを見立てるのにはこうした考え方が典型的に当てはまるように思います。その観点を持てば、たとえば粗暴行為が頻発するＡＤＨＤの子どもの治療・支援を求められたとして、ＡＤＨＤだからこんなに人に暴力振るうんですか、ＡＤＨＤだからこんなに癇癪を起こし他者を叩くのですかと自らに問いかけることができ、それは違うんじゃないのか、別の理由も関わっているのではないかと考えることが自然にできるようになります。ＡＤＨＤの高い衝動性ということと、反社会性ということの間には、少し距離があるんじゃないか、そこにたどり着く道のりがあるんじゃないかという考え方ですね。まさに生まれも育ちもというわけです。

それを強調していくしかないんじゃないのかな。だって児童精神科医の多くは、そう思っているんだから。でも社会はかならずしもそう思っていなくて、どっちが原因ですかみたいな説明を求めてくるので、それに対してどちらもですよって胸を張って答えたうえで丁寧に説明し、また丁寧に聞き取っていけるかっていうことが、われわれの持つべき姿勢ということになるんじゃないのかな。

小平　その点で言うと、さっきの学校の現場を知らないっていうのもあるけど、医者って医療業界しか見ていないなって思うことがよくあります。自戒を込めてですが。それでも医療って患者さんがチョイスするので、その先生に合う患者さんが残っていくので、それなりにやっていけてしまう。でも本当は、他の領域が少し見えているってすごく大事なんじゃないかなと最近思っていて、渡部先生がさっき言ったように確かに療育とかいって、すごくいいグループだったり作業療法士さんとか言語聴覚士さんとかに支えられているお母さんたちも大勢います。でも一方で児童相談所に虐待で上がってくるケースの経過とか聞くと、早々にそういうところとつながらなくなって、孤立しちゃっているみたいな感じの人たちがいる。現実としてそういう人たちがいるし、それってたぶん療育センターだけ見ていると見えてこないので、何か少しちょっと自分のいるのとは違う分野にちゃんと興味を向けるっていうのは大事なのかなと、この歳になって思っているんです。

岩垂　確かに、お医者さんが一番苦手なところかもしれないですね。

齊藤　やっぱりネットワークとか、連携とかいう言葉をお題目にしちゃだめですよね。本当に実践しなきゃ。先ほどの渡部先生が療育センターの経験でおっしゃってくれたこと、「そうなんだな」と実感を持って聞きました。幼児期から学童期のある段階にかけて、渡部先生がおっしゃっていたようなサービスを受けられた子どもやその親ってすごく幸いですよね。そういうことは、本当に今後この国の神経発達症の支援っていうことを考えると、必須のことになっていく。だけど実は地域差があまりにも大きく、しかも同じ地域においても受けられる人と受けられない人の違いも出てくる。このあたりの普及あるいは均てん化は考えていかないといけないですよね。しかしそのサービスを幼い頃に受けることができた子どもでも、思春期年代に入って新たな壁にぶつかることはよくあります。たとえ療育の中でいろいろなスキルを開発してもらった子どもにおいてさえ中学生高校生あたりでは、壁にぶつかっちゃう子どもによく出会います。その壁にぶつかった子どもたちは、渡部先生が本当に疲弊したという趣旨のことをおっしゃっていたみたいに、本当に暴れん坊になっちゃったり、本当に頑固で頑なになってしまうことが珍しくない。このような神経発達症の子どもの入院治療には、治療チームはどんなにくたくたになっても関わらざるをえないという思春期の児童精神科臨床の大変さがあります。

やっぱりこれは連続的に考えるべき問題で、そういうものを少しでも緩和するためには、できるだけ幼い時代にきちんと基本的なスキルは開発していくっていうことが絶対必要だし、神経発達症の子どもはほとんど受けられるようなシステムを作ることが大事だと思います。それでも思春期年代は彼らの中からそれなりの確率で、本当に生きる希望を失ったり、ひきこもったり、周りを敵にしたりする子どもが出てくるということは、これは今後も変わらない児童精神科の課題として心得ておかねばならないですね。同じ神経発達症でも幼い年代を扱うことで経験するものと、思春期年代を扱うことで経験するものには次元の違いがあり、しかもそれは連続的につながっていくものでもあるという点を、児童精神科医は承知しているべきだと私は思っています。

渡部　広島に行って、療育センターで勤めたのと、成人の精神療法も勉強したんですけど、診断まではいかず気づかれないでＡＳＤの特性を持っている人たちが大人になってから、自殺企図とか激しい衝動行為とか抑うつ感とかを持つ。そういうのを重ね着症候群(6)ということで広島の先生達は気をつけて見てらっしゃるんですけど、そこら辺はこれから大事になってくるんじゃないかなと思うんですよね。大人の精神科医の先生たちは日本だとどうしても薬物療法が主体になっているかなと思うんですけど、それだけじゃやっぱりかたがつかないときに児童精神科医も何かしら相談に乗れるような、神経発達症の抱える問題の視点って大事なのかなと思ったりします。

齊藤　そのとおりだと思いますよ。私は重ね着症候群とは呼んでいなければど、人間のパーソナリティとか、そのパーソナリティの主体である自己とか、こういったものが形成されていくプロセスに、神経発達症の特性をある程度持っている人間においては、その特性がいわばパーソナリティの機能の部品というか要素の一つとして、組み込まれていきますよね。これを考慮しないで大人のさまざまな境界的な領域、これは境界例という意味じゃなくていろいろな疾患の境界的な領域とか、そういったものを語ることはできないような気がするんです。そういう意味で精神疾患全体において、それぞれの患者が神経発達症の特性をもっているか否か、持っているとしたらその濃さはどのくらいなのかということをいつも診断評価の軸として精神科医は持っていなきゃいけないと真剣に思います。

岩垂　この前、岡山の県立精神科医療センターの大重耕三先生の話を聞いたんですけど、大重先生は大人の精神救急病棟に入って自殺企図した患者さんの、それこそ児童精神科医の立場からケースフォーミュレーションという形でしっかり見立てをして、大人の患者さんを診ている先生たちにもそれを伝えていくという仕事をされていて、すごいなと思いました。

■逆境体験を多く抱える子ども

岩垂　次に逆境体験を多く抱える子どもたちについてです。近年ＡＣＥ研究[7]と言われているものが注目されてきたり、メンタライゼーションとか愛着理論とかで小児期の逆境体験がその後の人格形成にどういう影響を与えるか[1]っていうのが、知識としては整理されてきたかなとは個人的には思うんですけど、じゃあ一体そういった子どもたちとどう関わって児童精神科医には何ができるのかっていうのは、未知数のところもあるんじゃないかなと考えていますけど、それについてのお話を聞かせていただけたらなと思います。渡部先生いかがですか。

渡部　なんて言ったらいいんだろう、深刻なケースが多くてとてもじゃないけど病院だけじゃ抱えられないよなという感じが強まっている。あともう一つはこのコロナの問題が収束した後って一体どんな状況になるのかなっていうのは、ちょっと怖いような感じがしていたりはするんですけど。広島では警察の育成官の人と連携することがあって、育成官のところにいったケースが紹介されてきて一緒に経過を見ていくみたいなことをやったんですけども、虐待とかネグレクトとか、相当大変なところがあって、育成官とつながっていると病院には必ず付き添って、通ってきてくれたので、そういった点では助かりました。なんとか治療に導入されるっていうか、そういうところは助かったなという感じがしたんですけど、それが「外来に行ってごらんなさい」みたいな感じで進められるだけだと、またパタッと途切れちゃう。そこでつながっていて学校とも連携したり児童相談所とも連携していって、外来しかなかったので、そういうことをやったんです。要はつながってくれないとなかなか手が出せないところもあると思うので、そこら辺りはやっぱりさっきの連携みたいなことが大事なのかなということと、あとは途切れちゃうかもしれないので、こちらが理解したことは、お家の方にもなるべくわかりやすい言葉で伝える。見立てを伝えることと、あと何とか治療を継続できるように「二つのつかむ」が私は大事なのかなと思うんですよね。子どもと家族の問題点をつかむっていうことと、もう一つ医療とか児童相談所になんとかつながるように治療的につかむっていうことが大事なのかなって思っているんです。それからCARE（Child-Adult Relationship Enhancement）プログラム（https://www.care-japan.org/）とか、ああいったプログラムはとても役に立つんじゃないかなっていう感じがしました。最初のファーストラインのところでですね。

岩垂 小平先生はいかがでしょうか。

小平 私自身が今は入院治療をやっていないので年長の重症の子を見ていないっていうのはあるんですけど、結局うまくいかないと医療と福祉の両方に追いやられちゃうっていうか、どっちからもサポートされなくなっちゃうというのが一番悲劇的なのかなと思うんです。逆に言うと医療と福祉が両方サポートしないと、どうにも進展しないっていう感じなんだろうなと最近思っています。ここ数年でいうと、私はどちらかっていうと児童相談所の業務が多いのですが、児童相談所の方で頑張ってすごく整えてなんとか医療につなげたんだけど、「愛着の問題は医療で見ません」みたいな感じで最初から医療に断られちゃうみたいなケースも結構多くて、だから確かに病院だけではどうにもならないのも事実なんだけど、本当に整ってきていざというときに医療が動かないのも、なかなかしんどいのかなと思っています。最近はどちらかというと自分の外来で診られる範囲で、児童相談所の人と一緒にケースを診たりということをやっているんだけど、とにかく医療と福祉の連携というか橋渡し作業をしないと、どうにもならないのかなというのが、ここ数年のイメージですよね。

岩垂　どうやってつかむかとか、どうやってつなげるかっていう問題がやっぱり大事なんですかね。齊藤先生いかがでしょうか。

齊藤　この問題を医療だけで抱えていくと考えるのは、まず医療の抱えられるケースの数ということを考えただけでも、基本的に到底無理ですよね。そんなのはるかに超えた数の子どもたちがこういう体験をしているのが現実ですから。実際問題として私は現在いくつかの病院の児童精神科における入院ケースの事例検討を定期的に行っているんですが、その中で挙げられてくるケースも高い確率で逆境体験が関わっている。逆境体験と呼ぶには悲惨すぎる児童虐待を受けた子どもさえ稀ではありません。本当に神経発達症だけで悪循環に陥って入院してくるケースもあるけれど、一番手のかかるケースは両方持っているケースですよね。こういったことを考えていくと医療が求められている逆境的な養育環境で育った子どものうちで、少なくとも入院治療によってしか診られないケースについてはちゃんと受けて立つということ以外ないんじゃないかと思うんです。現実には多くの児童精神科病棟は好むと好まざるとにかかわらず、すでにそうなっているわけです。だったらそのことをめぐる診療能力を上げていくことが、われわれの義務なんじゃないかと思わずにはいられません。病棟を持つ児童精神科医療機関は、地域の逆境体験を持つ子どもの中で最も手を焼く子どもの治療を引き受けることを求められています。なにしろそこまでいかなきゃ医療に出会えなかった子どもがそのほとんど全員なのですから。逆境体験を経た子どもには、その逆境体験の質と量が結果として現れる深刻さと必ずしも一致しないという側面もあり、また深刻な事態が後に現れてくることも珍しくないことから、この子どもは今後どう展開するか、そこでの生活の質と心の健康状態はどうなっていくのだろうかという見立ては経過を追っていかないとわからないですよね。

それも含めて医療が全部やるっていうのは不可能ですから、社会的にこういう子どもをカバーするシステムを福祉や教育と協力しあって各地に作っていってもらわないとならない。そのシステムの中に児童精神科の医療機関も組み込まれるべきだって思っているんです。それはシステムの話であって、治療ということになると一番大事なところは、さっき神経発達症のことでちらっと渡部先生が、どういう形で帰結するかまで見届けてあげるという意味のことをおっしゃってましたよね。これはこの逆境体験を持つ子どもたちにおいてもまったく同じ、いやもっと必要かもしれないと思うんです。だから、思春期の一番手を焼くときだけでかたがついた、あるいは治療的枠組みの中だけで収まったという段階でフォローアップを止めてしまうのは、絶対にだめなんだと経験的に実感しています。その後の長い経過を支えていく、途中バトンタッチもあるかもしれないけど、それは非常に配慮されたバトンタッチでなければならないし、けっして機械的なものであってはならないという意味では連続性を持った支援がこれほど必要な対象は他にないと言ってよいのではないでしょうか。

そういう基本的な姿勢に立って、そのときそのときに応じた治療技法というものを組み込んでいくという治療システムが必要なんでしょう。一つの技法が全部を解決するなんてありえないと私は思っていますので、そういうシステムを作り上げなきゃいけないいんだと思うんです。一つの治療技法によってある部分を埋められた、あるいはある時間をサポートできたということはありえるのですが、その後に生じてくる問題についても一貫して見守っている治療的視点に立つと、その次の段階をカバーするには別の技法や考え方が、あるいは別の治療の場が必要になることがありえるのではないでしょうか。だからもし治療を引き受ける場をバトンタッチしなければならないとしたら、本当に配慮されたバトンタッチを考えなきゃならない。逆境的な養育環境で育った傷を背負う子どもの明日を支えるということは、そういうことなんですよね。これはちょっと綺麗にまとめすぎましたかね（笑）。

岩垂　入院治療の責任が重いなと、改めて思いました。

齊藤　入院の二大対象がいまや第一に神経発達症、これは主にＡＳＤとＡＤＨＤの子どもであり、そして第二に虐待を受けた子どもと言われていますが、両者は実はかなり重なり合っていることを忘れてはならないと思います。これは二大対象であると同時に一つに融合されて特異なパーソナリティを形成していく可能性が高い病理であり、先延ばしせずに児童精神科医療が今取り組まねばならない重要な対象なのだと思います。これを診ないというなら、児童精神科入院治療の機能を持つ医療機関としては機能していないといってもよいのではないかと、極論かもしれませんが私は思います。

小平　齊藤先生の素敵な話の後に蛇足的なコメントがいいのかわかりませんけど、最近児童相談所に行っていて本当にびっくりしているのが、最初はすごい多動とか別の問題だった子を診ていくと、とにかく経過で解離症状がすごい出てくるんですよ。トラウマ症状の理解っていうのももちろん大事なんですけど、逆境体験の話を見ていくときに解離症状の理解も大事なんじゃないかと最近本当に思っています。ところがこれが医療に回ったときに、この解離を解離として捉えられないっていうか、下手すると不注意症状にされるのなんてザラだし、そもそも解離症状が想定されていないような医療機関がすごい多いなと最近感じていて、先ほど齊藤先生がおっしゃったようなところにまったく異論はないですけど、まず最低限知識レベルでわれわれはもっと勉強しなきゃならないんじゃないかなって思っているっていうのがあります。

齊藤　一つ質問ですが、教科書に出てくるようなきれいな解離だと、たぶんどこの医療機関でもたいていいは気がついてくれると思うんですが、小平先生の今言った解離は、もうちょっと解離として少し雑音が入っているというか、輪郭が曖昧になっている、でも解離なんだという領域だと思うんですよね。それもう少し具体的に、教えてくれないかな。

小平　最近勉強したので言うと本当に人格が変わるとか記憶が飛ぶみたいなのが、アレンの教科書[8]だと区画化（compartmentalization）といって、あるメンタライジングがコンパートするような感じの解離っていうのと、その手前に離隔（detachment）って言われる離人感とか、現実感が低下するとかっていう、なにかこう感じ方が遠のいていくというか、リアルじゃなくなっていくように感じているっていうレベルの解離があるんだと言っています。そういう目で見るとそういう体験をしている子がすごく沢山いて、記憶が落ちているような体験も結構いたるところにあるというか。

岩垂　なにか間欠性爆発症（Intermittent Explosive Disorder）のような症状形成を呈する子の中に、いますよね。

小平　怒っていて記憶が飛んじゃっているとか、自分で全然覚えてないみたいな感じの怒り発作みたいな子が結構いるよね。

岩垂　小学校の低学年ぐらいの子に、最近多いような気がしますね。

齊藤　頻発する激しい癇癪については、間欠性爆発症に含まれるものと、重篤気分調節症（DMDD：Disruptive Mood Dysregulation Disorder）に含まれるものがあると思うんですが、両者の違いについて今の話を聞いていて感じたことがあるんです。間欠性爆発症って診断される子どもの方が、解離のメカニズムを持ち込むと、あのいきなり怒り出す行動変容が理解できるケースが多いという感じがするんですが、逆にＤＭＤＤの方は癇癪を向ける対象との関係性が途絶えていないことを前提に生じているケースが多いように思えてなりません。アピール的な面もあったりとか、それからどこか落ち込んでいたりとか、どこか不安そうであったりとか、そういう特徴が見いだされるとＤＭＤＤの診断がぴったりあてはまるように思います。それに対して間欠性爆発症は、本当にスイッチが入ったようにいきなり癇癪が始まる子どもが多いじゃないですか。あの感じってやっぱりそれ以前の意識状態がそのまま続いているとしたら、ちょっと理解できないですよね。今の小平先生の話で胸にストンと落ちたような気がしました。なるほど解離っていう角度も、もうちょっと深く考えておかないといけないですね。

昔はそういう子どもは「境界児童（ボーダーラインチャイルド）」と診断していたことを思い出しました。

岩垂　渡部先生どうですか。

渡部　確かに国府台のときからおこりっぽい子をたくさん見ていたなと思うんだけど、ただ記憶なくなっちゃって、ぜんぜん意識変容になっちゃって別みたいなのは、そんなに多くはなかったかなと思ったんですけど。でもそういうケースがいたりとか、これからなにか離人感みたいな、微妙なんだけどちょっと大事になってくるのかなーって感じはしているんですけどね。

齊藤　どういう意味で？

渡部　このところ何ケースか見たんですけど、自分の思っていたことと、中学受験をして合格すると思っていたら、かなり合格の可能性も高かったんだけど、失敗してしまって。そこからもうまったく現実感が無くなっちゃって、ひきこもりになっちゃったとか。何にも感じない。公立の学校行きだしたんですけどマスクしているし、他の人と話しちゃいけないとか言われるから、なにか全然生きている感覚なくなっちゃって、そのままずっとひきこもりみたいな。虐待とは違うんですけどそういうホワイトアウトみたいな、なにか現実感がフッとなくなっちゃうというか、そういうふうにして生きていると言うか、そういうケースがこれから増えたりするのかなと感じるようになりました。

［文献］

（1）大上守、本間こずえ、齊藤万比古、真下弘、奥村直史、佐藤至子（一九八四）登校拒否児の入院治療―甘えをめぐる葛藤を克服した1事例をとおして．小児看護七（九）、一〇六七‐七四頁．
（2）ニック・ミッジリー、イオアナ・ヴラウヴァ編著（西村馨、渡部京太監訳）（二〇二二）子どものメンタライジング臨床入門―個人、家族、グループ、地域へのアプローチ．誠信書房．

（3）渡部京太（二〇二二）いじめられた子どもに集団精神療法（グループ）を行うことで見えてくること．小児の精神と神経六二（一）、七六‐七八頁．

（4）齊藤万比古（二〇二〇）児童・思春期精神障害を理解するための３つの観点─アタッチメント、虐待、そして発達障害．精神神経学雑誌一二二（五）、三四三‐三五六頁．

（5）渡部京太、平理英子（二〇二二）児童精神科における神経発達症からパーソナリティ障害へと進展することを防ぐひとつの試み．精神療法四八（六）、七五七‐七六二頁．

（6）衣笠隆幸、池田正国、世木田久美（二〇〇七）重ね着症候群とスキソイドパーソナリティ障害─重ね着症候群の概念と診断について．精神神経学雑誌一〇九（一）、三六‐四四頁．

（7）Felitti VJ, Anda RF, Nordenberg D, Williamson DF, Spitz AM, Edwards V, et al（1998）Relationship of childhood abuse and household dysfunction to many of the leading causes of death in adults. The Adverse Childhood Experiences（ACE）Study. Am J Prev Med. 14（4）; 245-258.

（8）Allen JG（2019）Mentalizing in the Development and Treatment of Attachment Trauma. Taylor & Francis Group. p.362.

2　児童精神科における治療

（二〇二三年一月二二日収録）

■エビデンスに基づいた治療

岩垂　今日は児童精神科における治療について、それぞれの先生にお聞きしたいと思います。まず、認知行動療法を中心とするプログラム化された治療についてです。私が頭に浮かぶだけでも、最近五年から一〇年ぐらいの中で、親子相互交流療法（PCIT：Parent-Child Interaction Therapy）、トラウマに焦点化した認知行動療法（TF-CBT：Trauma Focused-Cognitive Behavioral Therapy）、メンタライゼーションに基づいた治療（MBT：Mantalization Based Treatment）と、プログラム化されたEBT（EBT：Evidenced Based Treatment）が普及し始めているのかなと思います。その利点だったり弊害だったりについて、それぞれの先生のご見解を聞かせていただけたらなと思います。

小平　第1部の岩垂先生と齊藤先生の二者対談だったと思うんですけど、「治療は自由でなきゃいけないんだ！」って齊藤先生が言っていた後なので、微妙なところではあります（笑）。個人的にはEBT（エビデンスに基づいた治療）が臨床に導入されてきた意味としては二つあるかなと思っています。一つは若い医師にしても心理士にしても、治療者側が学習する枠組みというか、勉強の仕方として、理解しやすいように理論や技法がパッケージ化されているという点でのメリットはあると思っています。たとえばプログラムによるかとは思いますけど、以前に渡部先生と話したときにも「小児科の先生と精神科の先生とで臨床的な情報を共有していくのに、真ん中にEBTのプログラムがあると共有しやすいですよね」と話したことを覚えているんですが、広島で渡部先生がPCITを中心に置いてシステムアップしていった経過などもすごくいいと思っています。もう一つは実際の感覚でいうと、私たちが児童精神科を始めた二〇年前ぐらいに比べると、いろいろな意味での親御さんたちの時間的な余裕のなさとか、気持ちの余裕のなさみたいな要素が増えているのかなと思っています。ある程度、治療における見通しみたいなものが、治療の進展に影響するかなとは思っていて、その点でもEBTに基づいた治療のメリットはあるかなと思っています。まずはメリットの話ですかね。

渡部　小平先生が言ったみたいに、家族が週一回通ってくるっていうのが、結構大変だったりして、治療が続かなくなっちゃうこととかあったりするので、二〇回とか三〇回とか半年ぐらいで少し効果が出てくるかもしれないというような、見通しを提供するっていうのが一つメリットなんじゃないかなって思います。それから広島の先生たちと今協力をしてＭＢＴ‐Ｃ（Mentalization-Based Treatment for Children）もどきみたいなものをやっているんですけど、コロナ禍でなかなか週一回来なかったりはするんですけど、回数区切った中でも子どもの変化っていうのは起こってくるかなーというのは、実感しています。ＰＣＩＴも私は勉強させてもらっているんですけど、同僚がＴＦ‐ＣＢＴをやっていますけど、全体的には精神力動的見立てみたいなところは、きっとＰＣＩＴでもＴＦ‐ＣＢＴでも役に立つんじゃないかなという感じはしています。

岩垂　確かに終わりが見えるというか、見通しのつき方っていうのが親御さんにとっても、やっぱり大きいのかなと思います。

渡部　それで次の課題が見えてきたら、それに対してどうしていくかということをまた検討して、繰り返していくことが大事なんじゃないかなと感じています。

岩垂　齊藤先生いかがでしょうか。

齊藤　課題に一番ふさわしくない発言者かもしれないです（笑）。私の経験としては、本当にＣＢ

Tのど真ん中というのは経験ないんですが、発達障害に対するペアレント・トレーニングの経験を通して行動療法的あるいは認知療法的なものを少しは経験しているという視点で見ると、今お二人が言ったような利点っていうのは確かにあると思います。そういうものを提供するツールを持っているのは、悪いことではない。子どもの精神疾患の治療というと、最初からじっくりと耳を傾けそれに沿って慎重に触れていくという姿勢、かつてはたぶんそれ一本槍だったかもしれないですね。そういう姿勢プラス、ファーストエイドというのか、危機介入というのか、いまとりあえず絆創膏を貼ってあげなきゃいけない、いま縫合してあげなくちゃまずいという部分にどう関わるかっていうツールとしては、CBT理論から派生したさまざまなプログラムが、そういった目的のために磨きあげられているということは、もちろん認めるにやぶさかではありません。必要に応じてそういったものを提供することは悪くない。

子どもの治療というか精神療法について言いたいことがあるのですが。児童精神科臨床的な観点からは、ある子どもがケースという場合、子どもが患者であり、親がそれに深く関わるという意味で親子という一組が治療の対象であると思うんですけれど、そういうものを支えていく治療のいわば基盤としての関わりがあって、そこに必要に応じて子どものあるいは親の心理教育やペアレント・トレーニング、そして子どもにはCBTプログラムや遊戯療法などの精神療法技法あるいはパッケージをはめ込んで治療体系を構築していくという発想で考えていけば悪くないというのが実感です。しかし、その基盤をなす治療構造がないままにパッケージをつなぎ合わせていけば治癒につながると考えるのは、ちょっと違うかなと思うんです。臨床的な場面に関する発言やコメントをいろいろな学会や研究会で聞いていると、このような懸念を感じてしまうことがときどきあります。やっぱり治療はまず基盤があって、そこに治療技法や治療パッケージが適宜はめ込まれていって、そのはめ込まれた治療やプログラムが終了した後にも基盤となる治療的交流は続いていて、それもいずれどこかで終わるときに治療は本当に終結を迎えるという治療の流れのイメージを持っていないとまずいのではないでしょうか。

岩垂　確かに臨床の場面だと、なにかこれをやればすべてを解決するっていう、たとえばTF－CBTを終えたらすべてハッピーになるかっていうと、そうならないことがほとんどで、一つのきっかけになって次の課題が出てきたり、臨床はその後も続くという場合がほとんどなのかなと思います。そこで、先ほど渡部先生がおっしゃっていた力動的な見立てというのが、必要になるのかなと思ったりしました。

それから意外とパッケージング化された治療というのが、いろいろ出てきてはいるんですけれど、医療の現場の中でなかなか広まらないというところもあるのかなと思うんです。その点については何か、感じられる点はありますか。

齊藤　その前に、今の発言への質問なんですけど、それは今いろいろな形で出てきている治療プログラムは理論としてはわかりやすいけど、実臨床ではとっつきにくいという意味ですか？

岩垂　実際の臨床の中で使う場面になると、なかなかそれを臨床の場でちゃんと当てはめてやる水準にまでいかないことが、多いような気がするんですね。そういうのを学んだあとの段階ですかね。

齊藤　すごく大事なことを言っているような感じがするけれど、いま一つイメージが膨らんでこないのですが（笑）。

岩垂　各種のEBTを臨床の場で開始するためのワークショップ（イニシャルワークショップ）は日本各地で行われていて、それを受講する人は多いんだけれど、実際の臨床の中でそれを本当に使う人は、多くないような気がしているんです。

小平　この議論がなかなか難しいのは、EBTとは言うけれどいろいろなレベルのエビデンスベーストな知識がたぶんあって、たとえばさっきの渡部先生が言ったMBTとかも、プログラムとして厳密に十数回のセッションを実施している人たちと、「MBTで言われているようなエッセンスを臨床に取り組んでみた」というようなことを言っている人たちもいたりして、EBTと言ってもどういう水準で語っているのかが、たぶんごちゃ混ぜになっているように思います。たとえばうつ病でも、回数を決めて毎回アジェンダも決めてきっちりとやっているというCBTから、CBTテイストを使って日々の臨床をやっているというCBTチックなものもあるし、みたいな感じで、CBTといってもどう考えるか人によってぐちゃぐちゃしているという感じがするのかなと常々思っていますけどね。COS－P（The Circle of Security Parenting Program：『安心感の輪』子育てプログラム）(注1)の中で、八回でプログラムどおりやっているっていう感じの実践はそんなに多くなくても、エッセンスを日々の臨床に入れてっていう人なら結構いるじゃないですか。だからそのプログラムとしてという感じなのか、そのプログラムでなにか学んだ理屈とか理念みたいなものと常にEBTって二階建てになっているような感じの印象はします。

渡部　MBT－Cをやるか、一般診療の中でメンタライジング・アプローチを使うかって、そこがごっちゃになっちゃうっていうことですかね。広島に行っていたときに、療育センターでPCITを小平先生に勧められて導入したんだけど、とにかくひと施設の中で小児科医と児童精神科医が結構まとまって受けたんですよね。皆でケース持ちながら講師の先生の力も借りて、とにかくわからないところはみんなで探りながらやっていった。そうしたらちゃんと続

（注1）アタッチメントに焦点づけた親子関係支援プログラムで全八回から構成される。

いていって、だんだんと認定セラピスト通ったりとかした。やっぱり一つの施設で一人だけ受けましたというのでは、なかなか難しい。浸透していかないのかなっていう。ただ医者がある程度エビデンスに基づいたことを知っていたり、この治療プログラムにはこういうケースはフィットするとか、そういうことを機関のリーダーがちゃんとわかっておくことが必要なんじゃないかなって。それから心理士の人とか同僚たちに広めていくっていうか、そんなことが取っ掛かりとして必要なのかなっていう感じはしています。一人だけだったら、なかなか始められないんじゃないかなという気がします。それだけやっぱり児童精神科医が少ないし、いろいろな仕事がどんどん舞い込んでくる。それにかまけちゃうといろいろなことがなかなか取り入れられなくなってしまうのかなと。

齊藤　今の小平先生と渡部先生が話していたことは大事な課題だと思いますが、ちょっと次元の異なる話になっているような気もします。渡部先生はある一つのプログラムを使えるものとして吸収するために、ある機関ある地域がそれを学んでいくプロセスについて語られたように理解しました。一方、小平先生が言おうとしていたのは、そういうプログラムを学んで取り組んだりもするけれど、学んだからといってそれを全部のケースに実施しているわけではないですから、学んだりそれを実施したりした経験から得たある種の理解や感覚、家族感や疾病感みたいなものとして日々の臨床の中に生き続けていくっていう面もあるのではないかと言われたような気がするんです。お二人の発言はどちらも大事な部分で、一方だけで成立するものじゃないと思うんです。まさに最初の話に戻っちゃうけど、そういう複数のプログラムが充実すれば児童精神医学はとても良い実践の場を得たことになるのかといえば、どうもそんなたやすいことではないらしくて、プログラムとプログラムの間をつなぐ期間とか、プログラムに入る前、プログラムを終えた後に何をすべきか、あるいはできるのかを考えた治療像の全体をとらえようとしないとまずいのではないかと考えてしまいます。CBTがずいぶん知られるようになり、EBMと言われてそれなりに時間も経過した現在だからこそだと思うのですが。

小平 ただ逆にいうと、そこの齊藤先生がいう「プログラムをつなぐ根底」みたいなものを、われわれがどう学ぶかという議論ももう一つあるんだと思います。たぶんわれわれ四人は入院治療の体験や児童精神科の割と長い経過を見てきたことなどで、共有されているコンテンツがあると思うんですけど、それが初学者のたとえば心理士だったり精神科医が、どういうことを通してその根底や土台の大きな流れを勉強していくのかっていうときに、たぶんそのプログラムの実践だけでない、そのプログラムから学ぶエッセンスを、自分なりにつなげて固めていくことでできていくっていう土台の作り方も、あるんじゃないかなとは最近思っています。

齊藤 要するに治療観、子ども観、家族観みたいなものですね。それを私たちはどのような論理を基盤にどのように作っていくのか、そこが臨床家たる各精神科医、各児童精神科医のやり方の違いや考え方の違いになっていくんでしょうね。そういう意味でいうとEBMという世界は、身体科の臨床ではわりとすっきりとハマる考え方であるし、またそれを証明する技法も完成しているわけですが、精神医療の世界においてはまだ苦しいところが多々ありますね。

岩垂　小平先生がおっしゃっていた土台の部分というのは、たとえばこれから児童精神科に入って研修する人は、どうやって勉強していけばいいですかね。

小平　そこをどう考えるかなんだろうなと思っています。私たちの時代はどちらかっていうと何だかんだのんびりした時代だったし、それこそ入院でも長いと二年とか三年とか入院している子は大勢いたので、「子どもの発達ってこんな感じかな」みたいなことを実感できたという点は、私たちの時代のある意味での良さだったと思っています。しかし現在の社会要請から考えると、たとえば二〜三年入院治療の経験ができるのかとか考えてしまいます。もちろんそのくらいの入院治療をしなきゃいけない子もいるとは思うけど。なので、なかなかそこまでののんびりを世の中が許してくれない中で、臨床の土台となる「心理発達的な視点」だったり、「年代相応な特異性」みたいなことをどう勉強していくかというときに、たぶん理論がパッケージ化されたものを、うまく利用していくということはそれなりにメリットがあるんじゃないかなというのが個人的な感想です。今の若い先生たちが実際にどう勉強しているのかは、逆に言うと私もよくわからないのですが。

齊藤 ぜひそのあたり、渡部先生のご意見を伺いたいな、どうだろう。

渡部 国府台で入院治療を経験して、長期の入院の子の持っている力っていうのは凄いなぁということは、一つ思ったんですよね。その後、高校生とか大人になるまでの経過を見ることができて、こういう子どもがこうなっていくんだみたいなのを見られたことは、とても役に立っているかなと思うんですよね。数年入院したケースも体験しましたけど、長期入院治療の経験はすごく大事かなと思ってるんですけどね。育てていくというか、何か欠損した家族の中でいろいろなものが足りない子どもたちをどう育てていくのかというのは、やっぱり時間がかかるものなのかもしれないなって思います。それを一気にやらないで外来入院で、ちょっとずつやっていくみたいなやり方もあるのかもしれないと最近ちょっと思っています。

齊藤 小平先生がイメージを提供してくれたそのプログラムとプログラムの間をつなぐような、あるいは基盤を流れているようなものは何だという発想について私の考えをいわせてください。基盤とはやはりその子どもの発達を知っているっていうこと、あるいはイメージできるということ、いうならば自分なりの発達論をきちんと一筋の流れとして持とうという姿勢なのではないでしょうか。加えて、ケースを支えるとはどういうことかと問い続ける姿勢、技法的な名前でいえば支持的精神療法となってしまいますが、技法を越えて子どもを支えようとする姿勢は児童精神科臨床の必須の基盤でしょうね。この支持的精神療法にもいろいろな立場があって、力動精神医学の立場からの支持的精神療法もあれば、ＣＢＴ的なものを基盤にしたそれもあるという状況の中で、実際にはそれらを混合して考えていくしかないのでしょう。子どもを支えるとは子どもの話をどう傾聴するか、そしてまさにどう対話できるかということが基本です。このように発達論を持とうと努めることと他者を支える対話法やそこでの感覚などを探求する姿勢は、とりあえず私にとって臨床の基盤として重視しているものです。その二つはまさに臨床の通奏低音として個々の治療を深い底のところで支え続けているのではないでしょうか。これが若いうちからトレーニングすべき児童精神科医の基盤じゃないかなと私は思っています。このあたりぜひ、岩垂先生の考えも聞かせてください。

岩垂　今の齊藤先生の言葉で連想したのは、子どもを支えるっていう意味においてやっぱり生活の一部を共にするとか、集団の中で子どもの立ち位置から子どもを支えるとか、そういう意味では入院治療って強力な武器だなっていうのはすごく思っています。それを肌感覚で知るには、やっぱり外来治療ではできないし、やれるとしたらデイケアとかそういう集団の場ではあるのかなっていうふうに思ったりします。それを今から勉強する人たちが、どういう場でそういう感覚を身につけられるかというと、どうすればいいんだろうと思っちゃうんです。あとは長い時間軸の中で見るという渡部先生の言葉が私自身も腑に落ちていて、大人になって外来に来てくれた子が「あの頃、俺はこういう気持ちでいたんだ」みたいなことを、ときどきポツリポツリと言うことがあります。それによって自分が気づかされることだったり、学んだりということがあって、長い時間軸の中で観るのがすごく大事なんだろうなと思いました。

齊藤　入院治療は、ある意味で子どもの抱える問題とか、子どもがそこからどのように伸びていくか、あるいは変化していくかっていうことを目の前で見せてくれる現場ですよね。そしてその過程にリアルタイムで関わらなきゃいけないっていう濃厚な体験を提供することで、児童精神科臨床の感覚を間違いなく鍛えてくれる。先ほどから非常に重要な体験になっていたという話が多かったような気がしますが、そういう意味では子どものこころ専門医の教育、これから過渡的措置じゃなくて本当に一から研修を若い児童精神科志望者たちが受け始めるんですが、指導機関は入院機能を持った医療機関が中心になるべきでしょうね。それが確保されるなら、精神科医が子どものこころの専門家になっていくというプロセスでは、今話題になったようなことはこれからもある程度継承されていく可能性はあるような気がします。そんなに悲観的に考える必要はないだろうと。

岩垂　一つ付け加えるとすれば、そういう環境の中で他の先生たちだったり看護師さんだったり、コメディカルの人たちが、子どもにどう接するかだったり、子どもへの言葉がけだったりとかっていうのを、目の前で見られたという意味でも、私はすごく貴重な体験だったなって思っています。

齊藤 確かに、外来だと入院に比べて他職種のスタッフや医師仲間の子どもとの関わりが、見えにくい面があるからね。

岩垂 入院では自分も観てもらえるじゃないですか。自分も晒されるようなところもある（笑）。自分が失敗して子どもを暴れさせちゃったりとか、ふりかえるといろいろありました。

■児童精神科臨床における力動的精神療法の役割

岩垂 今の話題ともほぼつながってるいんですけど、児童精神科臨床における力動的な精神療法の役割についてですね。それが隙間を埋める作業と言えばそれまでのような気がするんですけど。それぞれの先生方に、力動的な精神療法が児童精神科医の臨床に果たす役割、意義について教えていただけたらなと思います。どんな場面で必要になるのかとか、それぞれのご見解があるのかなと思います。

合っているかわからないんですけれど、自分の考えを述べさせていただければ、子どもが重症だったり、どうしたらいいんだろう？　みたいな症例であればあるほど、その子どもの心の中で何が起こっているのか、あとは子どもを取り巻く環境の中で何が起こっているのかっていうのを、治療者が俯瞰して観られるようになる必要があるんじゃないかなと考えています。その解決方法の一つが力動的なものの見方なんじゃないかと思います。あとはその力動的な精神療法が、これからどうやって発展していくかとか、どうやってそれぞれの臨床の場で成熟かつ浸透させていくかみたいなところのお考えについても、併せて教えていただけたらなと思います。渡部先生から、いかがでしょうか。

渡部　うまく話せるかわからないけど、初診から診断、治療のプロセスが初期の段階ですけど、私はなにか「つかむ」ということがとっても大事かなって思っています。子どもとか家族とかが抱えている問題点をつかむという意味でのつかむと、何か問題点をつかんで治療につなげられなければしょうがないので、もう一つ治療にどう結びつけていくかって、そのつかむということと二つ大事なところがあるのかなって思っています。私の場合、物差しとして使っているのが精神分析的な考えだったり、発達の捉え方みたいなところかなと感じています。だから、メンタライジング・アプローチも精神分析の流れから出てきている考え方、アプローチかなと思うんですけど、問題点をつかむということと、なんとか治療に結びつけるつかむというこの二つがとても大事なんじゃないかなって感じがしています。

岩垂　その治療に結びつける「つかむ」のために、どんな工夫をされているか、次の治療に来てもらうというところについて先生のお考えなどお聞かせください。

渡部 ある程度こちらが理解したら、仮説だったり見立てみたいなことを、なるべく多く伝えるようにに心がけてはいます。

齊藤 その見立てとかつかむとかいう渡部先生の言葉、すごく大事なことを言っていると思うのですが、その「つかむ」ということは「力動的な発達論や子どもの内面で起きていることについての力動的な理解を通じて治療者として胸に落ちる」といった意味でとらえればいいのでしょうか。

渡部 はい、そういうことです。

齊藤 私は自分がその立場に立つわけではないけれど、学習理論的なあるいは行動理論的なところから子どもの問題や行動をつかむ、育ちをつかむっていう見方もあると思うんですが、渡部先生は力動的な観点からそれをつかむということをおっしゃったんだろうと理解しました。もちろん私も基本的には渡部先生と同じような考え方で「つかみたい」と思っています。

岩垂 有難うございます。小平先生いかがですか。

小平 今の話で私が聞いていて思ったのは、精神力動的っていうところをどう理解するかということもあるのかなと思いました。たとえば先ほど渡部先生が話していたメンタライジングなんかもそこからの派生だとはしつつも、細かく言えばたぶんメンタライジングと力動とで微妙に理論の違うところもあったりするのかなと思うんです。最近若い心理の人たちと話をしていて、私の勝手な区分なんですけど、一つの極を「完全な行動主義」として、逆の極を「無意識を扱う主義」とした上で、いろいろな心理療法がどの辺りに位置しているものか考えてみようとかよく言ってるんです。個人的にはCBTがまん中くらいの位置づけかなと考えているんですが、力動的となるとたぶん前意識から軽く無意識の方に位置づけられるような理論なのかなと考えるわけです。そのあたりの理論を臨床にどう持ち込むかっていうことが、児童精神科では必要なのかなと思う一方で、ときどき自閉症関連の「行動主義」のプログラムを受けたりすると、それはそれでやっぱりすごいなと思ったりもします。前意識みたいなものをまったく取り扱わず、ひたすら「行動」を見て判断していくんですよね。たぶん臨床で扱う問題にもよるのかなとは思うんですが、私たちは「その前意識的、多少無意識的な要素を取りこまないと臨床していけないね」と考えているのだなと思って聞いていました。そんなイメージでいいのかしら、力動的な精神療法を臨床に持ち込むイメージは?

岩垂　はい、そうですね。

齊藤　結局、力動精神医学的な概念を、どの程度まで臨床に使いうるかっていうことですよね。力動精神医学が主流であった時代に精神科医として育った私なんかは、出発から精神分析的な考え方が目の前に広がっていました。もちろんその頃にも脳の研究やそれに基づく臨床も精神科の一領域としてあったんですが、「心」にアプローチしようとすると、精神分析的な考え方が王道とされる世界で最初の訓練を受けたので、自然に力動的な発想が浮かんでくるんです。かといって精神分析家かというとご覧のとおりで、私は精神分析の王道的な治療を訓練されてきたわけではないのです。そういう自分の立ち位置があるという前提の話になるんですけど、それにしても力動精神医学的なものの考え方が児童精神科医としての自分の臨床をどう支えているのかというと、大きく二つあるように感じています。

一つはすでに述べたように発達論を提供してくれることです。現存する発達論の多くは力動精神医学の臨床的な知見から派生したもので、フロイト以来の精神－性的発達論を出発点にそれを修正したり、異論を唱えたりという論争過程で揉まれてきた理論なのだと思うんです。そういう発達論が、乳幼児がどのように自己と他者を発見し、両者の相互性に気づき、そしてどのように他者とのつながりの中にある自己を育むのかという大切な課題と取り組む重要なヒントを与えてくれるのじゃないでしょうか。

もう一つは、これは子どもに限らないけれど、精神医学的な治療について考える際に、患者－治療者関係という概念を力動精神医学は提供してくれるという点です。この患者－治療者関係という概念の中に、転移だとか逆転移だとかいった患者と治療者の間に動く感情に関する概念も含まれます。いま会っているこの子どもと治療者である自分との間で、あるいはいま会っているこの親と自分との間で何が起き、何を感じているのか、さらにはこの子どもと親との間で何が起きているのかという治療関係や、家族関係における当事者双方の優勢な感情や、それを生みだす関係性の意味が見えてくるのはこの力動的な患者－治療者関係の概念があればこそだと私は感じています。こうした考え方や治療思想は、治療が患者に一方的に与えている活動などではなく、患者も治療者も双方が「与え－与えられる」相互性の高い営みなのだと私たちに教えているのです。

このように発達論と患者－治療者関係の考え方がいまに至るまで一貫して私自身の児童精神科臨床の支えであったというのが正直な実感です。

少し話し過ぎたようですね。ここで精神分析を正式にきちんと学んだ渡部先生にどうしてもお聞きしたいんですが、子どもにおける精神分析治療はどんなイメージで捉えたらいいんですかね。私がやっているような力動的精神医療ではなく、純化した精神分析家の観点からは子どもの治療をどう見ておられるのかについて教えていただけませんか。

渡部　なにか問題が大きすぎるというか、私自身も週四日の子どもの治療とかはやっていないので……（笑）。ただ分析を受けているといつも傍らに分析家がいて、とにかく粘り強く見守ってくれているみたいな感じはいつもあるんですよね。なにかよくわからないんだけど、「へこたれるな」みたいな感じで、いつも背後にいるみたいな感じがちょっとしているんです。

ただやっぱり無意識を見るっていうことについては、本当に精神分析の力っていうのはすごいんじゃないかなって感じがします。週一回だとなにか患者さんの情報って写真ぐらいで、週四回以上になってくると、ちゃんと脚本のついた映画みたいに見えてくるっていうようなことを聞いたことがあります。私も大人の成人の患者さんを見たんですけど、やっぱり週四回の方がいろいろなイメージが湧いてくるので、そこはやっぱり週一回と週四回の違いっていうところはあるかなと思うんですけどね。

あともう一つは、精神分析の治療のやり方がフロイトが作ってから、そんなに変わっていないっていうことですね。カウチに横になって始めてくださいって言って、五〇分間週四日以上それをするっていう。そこの、変わらなさ、それを未だに議論しているっていうところが、すごいなっていう感じがしています。

齊藤 そこがついていけないところでもあるんですけどね（笑）。力動的精神療法とぴったり一緒じゃないけれど、子どもの治療という点でいうとプレイセラピーが持つ、象徴性というか、その象徴的な表現の中で何がテーマになっているのかという点を理解しようとするとき、私がやってきたプレイセラピーに限っての話ですが、力動精神医学的な概念、特に抵抗によって止められているもの、あるいは防衛によって強く抑えられたり加工されたりしているものが、遊びという象徴的表現を介して表出されているととらえることが非常に有益だったと思っています。そういう抵抗とか防衛とか、そして精神－性的発達論といった力動精神医学的な概念や思想を知らずに、そのプレイの中で子どもが描く絵や紡ぎ出すストーリーの意味を追いかけていくのは困難です。そういう意味で、プレイセラピーを進めていくうえで本当に重要な部分が、力動的な概念であり思想であったということは確かです。力動精神医学は、百数十年にわたって積み上げてきた無意識に関する膨大な知識を持っています。私の考えるプレイセラピーはそれらのほんの一部を利用させてもらっているといってもよいでしょうか。渡部先生のお話から離れてしまいましたが、こんな感じに私は思っています。

岩垂　私は入院治療の臨床医なので子どもたちの遊びはプレイセラピーに限らず、個人だけじゃなくて、子どもたちの集団での遊びだったり、個別での治療者との一対一の遊びでも常に生活の中に出てきていて、そこで何が起こっているんだろうというのは常に実感がありまして、その場でわからなくても後で振り返って、それはなんだったんだろうと考えるときに、いま齊藤先生がおっしゃってくださったこととつながっているなと思いました。他に付け加えで何かありましたら。小平先生は、いかがですか。

小平　今の議論を聞いて「なるほどな」と思った一方で、最近アタッチメントの勉強とかをしていて、愛着理論と力動がそんなに遠いかっていう疑問はあるんですが、愛着の形成の中で子どもが環境的にそれが満たされなかったときに、どのように育ってきたのかという論考とかを読むと、それはそれでとても前意識的だなと思ったりしています。そのあたりがあまりうまく自分では体系化しきれていないんですが、たとえばさっきのメンタライジングの視点とか、メンタライジングとアタッチメントはほとんど表と裏みたいな感じだと思うのですけど、古典的な力動精神療法の関係とかっていうのは、どんな感じで理解したらいいのかなというのをむしろ聞いてみたいです。

岩垂 それは渡部先生に、お願いします。

渡部 入院治療って、子どもを二四時間週七日預かっているんですよね。だからなにか分析に近いようなところもあったりするのかなって、常に頭から離れなかったりするところがあったかなと思うんですよね。連想したのはそんなことです。

　小平先生の話につながるかどうかわからないんだけれど、私は大人の患者さんの精神分析の治療を一例やったんですけど、大人の患者さんってやっぱり変化しづらいなっていう感じがします。なかなか変化しにくいなっていう感じがして、子どものケースの方がやっぱりいろいろなことが見えやすい。虐待とかは大変複雑になってくると思うんですけど、問題は見やすいし変化する率は大きいんじゃないかなっていう感じはします。だからそういった意味では、見立て、精神分析的な力動的な考えも駆使して治療を組み立てていくっていうのは、力を発揮するんじゃないかなとは思っています。

齊藤　その可塑性って、何歳くらいまでと考えたらよいのでしょう。どのあたりが可塑性の高さが消える境目なのかな。

渡部　一五～一六歳ですかね。やっぱり、中学生位なのかなっていう感じがしますけどね。

齊藤　たしかに高校生よりは、中学生くらいまでのほうが、可塑性はずっと高いような感じがするよね。

岩垂　あと、二つ山があるような気がするんですけど。小学校六年生ぐらいまでが、またもうちょっと違うのかなって。

渡部　六年生までが違うって言うの？

岩垂　もうちょっと変わりやすいって言うか、高校生過ぎちゃうともう眼の色が違っちゃうかなって……（笑）。

渡部　高校生になっちゃうと、なかなか治療に来ないし、治療関係が維持しにくいっていうか。

岩垂　入院でも、一二歳前に入院した子って、一段もうちょっと変わりやすいような気がするんですよね、中学生からくる子よりも。特に虐待ケースとかだと。

小平　可塑性でいえばもちろん今言ったあたりなんだろうなとは思うんですけど、最近児相などで見ていると、社会的養護からの卒業が見えてくるっていうのもあるんだろうけど、高校生ぐらいまで全然内面を語らなかった子が、「やっぱりこのままじゃ大人になれない」っていう感じで本当に最後のところで急にスイッチが入って、心理面接が始まるケースもポツポツいるんです。もうどうにも大変っていう子たちが高校生の中にいるのも確かなんだけど、その辺どう見るのかなって最近いろいろ考えています。

渡部 何かの積み重ねで、あるところをつたわって治療につながるっていうことは、あるんじゃないかなって。あとは、あっちこっちの医療機関に行ったりして戻ってくるみたいなね、そういうことで治療が始まるっていうのは結構あるんじゃないですかね。

齊藤 可塑性はやっぱり幼児期から中学生ぐらいまでが高いとは思うんだけど、治療関係の作りやすさっていう点でいったら中学生は、必ずしも治療関係の作りやすい相手ではないよね。むしろ高校年代になって、初めてまともに言語的な交流が可能になったっていうケースは結構多い。ツンデレの中学生時代をどうやって生き延びさせて、関係を維持していくかってことに汲汲《きゅうきゅう》とするような経験を児童精神科医は結構たくさん持ってるんじゃないかな。中にはツンデレに腹を立て、そこで治療を終了にしてしまう児童精神科医もいないわけじゃないよね（笑）。でもそこで切ってしまったんじゃ、児童精神科医として思春期の子どもと関わる意義と醍醐味を自ら放棄しちゃっていないかな。

小平 この後の集団療法につながる話ではないかもしれないけど、可塑性という視点で言うと、就学前のそれこそＰＣＩＴとかやって親子関係が変化したことでの、子どもの問題の変わり方もなかなか半端ないと思っています。保護者－子の関係性の変容というか、就学前の変化の高さというか、すごいなって印象をよく受けるんです。

齊藤　最近、幼児期のプレイセラピーケースを持っていて、私は親面接の方をしているんだけど、子どもの展開のダイナミックさっていうのは、あらためて驚いています。小学生中学生では、こんなスピードではいかないという変化を見せてくれる。やっぱり一番可塑性が高いのは幼児期なんだとあらためて感じたんだけど、でもやっぱり中学生あたりまでは可塑性が高いという感覚はありますね。まあ中学生となると可塑性をダイナミックに引き出す治療といえば、入院治療が中心になっちゃうかもしれないけど。

渡部　入院はね、とても大きな武器だったと思いますよ。

齊藤　このままいけばおそらく一〇代後半は境界性パーソナリティ障害だと当時感じていた中学生が、そうならずに通常の青年やヤングアダルトに発展していくという姿、ずいぶん見てきたように思います。

■児童精神科臨床における集団精神療法の役割

岩垂　次は集団精神療法についてです。私たちは国府台の児童精神科臨床での入院治療という共通言語を持っていて、その場では嫌でも集団だったり集団精神療法というものには関わってはきているんですけど、それぞれの先生方の児童精神科臨床における集団精神療法の役割について教えていただけたらなと思います。

その前に、的外れな考え方かもしれないんですけど、集団という場自体にすごく子どもたちの愛着を促進する作用があるんじゃないかなと、私自身は思いますし、ある意味逆境体験を多く抱えた子なんかに、集団における愛着形成の場っていうのは治療に役立つことが多いんじゃないかなというふうに考えています。また二、三年コロナ禍で集団精神療法の意味することも若干変わってきているところもあるのかなって思うんですね。その辺りについても、お話を聞かせていただけたらなと思います。

齊藤　話の筋でいくと渡部先生ってことになるんだろうけど、これはちょっと歴史として私が先に話させていただきます。ひきこもっていた子どもが、参加可能な仲間集団と出会ったときに発揮する力は驚くほど大きいですよね。私が勤め始める前後の国府台病院の児童精神科は、不登校の子どもを中心に入院治療を行っていました。不登校により集団から外れてしまった子どもが、入院という形で同じ場所で生活し始めたときに自然発生的に仲間集団を作り、そこで徐々に発揮してくる力が子どもの立ち直りの本当に大きな推進力になっていたことを覚えています。その経験からたぶん国府台の集団への注目っていうのは、始まっていると思うんです。

そういう中で多少構造化した集団療法としての子どもへの治療的介入については、素朴な形だけど同僚の心理士や病棟看護師、そして私とで中学生の男子の集団療法と女子のそれを別々に持ったのが国府台病院児童精神科における始まりだったと思うんです。「小学生には、グループは無理だよね」って男子グループの中でメンバーが言っているのを聞き、そんな中学生としてのプライドを持たせるために集団療法を続けたように記憶しています。そんな効果をはっきり予感していたわけではありませんが、われわれはまず中学生の男子グループから始めました。間もなく女子中学生の集団療法も、子どもから希望が出てきてスタートしました。男子の集団療法には「おふくろさん」というのがピッタリな面倒見がよく、しかも結構厳しい面もある女性心理士が関わり、女子の集団療法の方には父親ほど生々しくないという意味でお爺ちゃんみたいな、実際には私より数年だけ年長なのですが、年齢の割に老成した男性心理士に関わってもらいました。看護師は男子グループには男性、女性グループには女性という配置で担当者を決めてもらい、原則としてその人が毎回参加する形で取り組みました。入院治療という大きな枠の中で出来上がる自然発生的な仲間集団とは異なる、もうちょっと凝縮した関係性を持てる集団というものを、特にジェンダーの違いによる別々の集団を作ることで、思春期の子どもが集団によってエンパワーメントされる一方で、集団によって抑圧されることもあるという集団が持つ二面性を集団療法という支持的かつ保護的な場をとおして、目の当たりにすることができました。私はこれまで児童精神科の入院やそこでの治療論について書いた複数の文章(注2)の中で、このような集団が持つ治療性というものを強調してきました。

私自身のリアルな臨床感覚としては、入院治療とは集団と個の両面を常に視野の中に収め、どちらも同じ重みづけで個々の子どもの有様を見続けていくという治療的営みでなければならないと考えています。その感覚は入院中の中学生の集団療法に取り組む経験を通じて整理でき、言語化することができるようになりました。彼らが集団の中で阻害され始めたときに治療チームがいち早くそれに気づいて、個人としての彼らに支援の手を伸ばすということを上手にやっていかないと、どんなに大人の目が行き届いているように見えても、中学生の集団にはいつの間にかヒエラルキーが生じてきて、その果てにいじめが始まったりするものなのです。まさに集団とは思春期年代の子どもにとって、諸刃の剣なのだという治療感覚を持ったのは、こうした集団療法を経験したからなのです。この一〇年ほど私は入院治療に関わることができない医療機関に属し、外来診療しかできないのですが、子どもをみるとき特に思春期の子どもをみるとき、子どもの経験を集団の観点からみる目と個の観点からみる目の両方を持って一人の患者を見続けることが大事だと思えるのは、入院治療とそこでの集団療法を経験したからだと考えています。

ただこう思えるようになるまでには、集団の中で潰れていった子どもや、病棟の仲間集団を嫌って入院を維持できなくなった子どもを何人も受け持っており、こう話していても胸が痛くなる苦い思いがするのですがね。こうした思いからすると、入院した子どもが集団に入っているから「育っている」と受けとめるような楽天的な集団第一主義はよろしくないと思いますね。集団と共に育つ思春期の子どもを沢山みてきて、私は入院治療の集団的経験を提供するという意味でのパワフルさを否定するつもりはまったくありませんが、その陰で個としての自分を発揮できずに苦しむ子どもが現に存在しており、その子どもを個の水準で守ることができなくてなんのための入院治療なのだという思いも大事にしなければならないと考えています。

こんな私の経験と渡部先生がやってきた構造化された集団療法とは次元が違いますので、そっちは渡部先生から話していただけたらと思います。渡部先生どうですか。

（注2）齊藤万比古、佐藤至子、奥村直史（一九八八）入院治療における登校拒否の集団精神療法．臨床精神医学一七（八）、一一六七－一一七三頁．

齊藤万比古（一九九五）集団療法．（青木省三、清水将之編）青年期の精神医学．二六一－二七三頁、金剛出版．

渡部　私が最初にグループと出会ったのは、山形大学で研修を始めたときです。児童思春期外来の待合室があって、学生が予診を取る部屋なんですけど、そこにテレビゲームが二台置いてあって、その時代はスーパーファミコンだったかな。なんとなく午後に、不登校の子とかそういった子たちが外来に来て、診察とか始める前とか終わった後にその部屋にちょっと立ち寄るようになったりして、まだ研修医だった私はそこにいて、ときどき新しいゲームが出たら買ってあげたりとか、そんなことをやっていたんです。その子どもたちが集まって、「たまり場」って言ってたんですけどね、それが自然とクリスマス会やろうとか、中学三年生が卒業するから卒業を祝う会やろうとか、そんなふうな自然発生的に変化していって、集団の中でうまくいかなくなった子たちが、グループのプロセスを信頼できるみたいな、そういうところを経験しているんじゃないかなって。そのときにある程度大人が見守っているっていうことは大事なのかなっていうことと、グループを始めるときにはセラピストとちょっと気の合いそうな連中も入れておくっていうことを、なんとなく学んだような感じがしています。

岩垂　子どもの中に、子どもと気の合いそうな子を入れるということですか?

渡部　いきなり難しい子ばっかり集めると大変なので、少し治療者とも気心が知れているような子を一人か二人入れておくっていうのが、うまくいくコツなんじゃないかなっていうことです。それで国府台に行って、しばらくしてコミュニティ・ミーティングをやりたいと思ったんですよね。それで齊藤先生に相談したら「いいけど」とおっしゃって、それで最初は精神保健研究所のほうに子どもを連れていって、みんなでやったらいいんじゃないかみたいなことを言われたりとか、医者が全員集まっちゃったら子どもたちがびっくりしちゃったりみたいな感じがあったりしました。中学生って病棟で起こっていることをみんなで話し合うってことが、なかなか難しいのかなとは思ったんですけど、ただ定点観測としてとても役に立ったかなと思いましたね。[1]今、子どもが誰と誰がつるんでいるのかなとか、誰がちょっと孤立しているのかなとか、なんとなく通りかかったその場の雰囲気とかですね、グループには参加していなくても、そういう感覚は養われたような感じがしています。「ああ、こいつちょっと孤立していってるんじゃないかな」とかですね。そんなところから、だんだんいじめられっこのグループを作っていったりとか、[2]そんなことをやったんですけど。随分コミュニケーションが取りにくい子たちと、グループ療法を通して治療関係が結べるようになったかなっていう感じはしています。

岩垂　渡部先生の臨床を見ていると、グループの周辺にいる子どもたちとか、どう見てもグループから取り残されちゃった人たちを集めて、グループの治療に導入していましたね。

齊藤　渡部先生の集団療法は、すごいアイデアというか発想にいつも驚かされます。本当にすごいなって。

渡部　いじわるなことは言っていたかもしれないですけど、あれはまあ可愛がりみたいなもので……。

齊藤　可愛がりも暴力だというどこかの世界の話もありますね（笑）。

岩垂　今の時代はそうかもしれないですね。極めつけは集団療法学会で、学会をやめそうになった人たちを集めて、学会でグループ作ったりしていましたよね(3)（笑）。

渡部先生はこれから児童精神科入院病棟を中心とした新たな臨床を始められるとお聞きしたんですけど、その場ではどういった集団精神療法の枠組みというか、どんなふうな感じで進めていこうと思っていらっしゃいますか。

渡部　月水金と週に三日ぐらい午後に、子どもたちが好きなことを何か始めていいよっていうような活動療法をやろうかと思っています。イラストが好きな子はイラスト部を作るとか、運動好きな子は何か運動をする集まりを作るとか、そこに医者とかスタッフや看護師さんとかも顧問みたいな形で関わったりして、活動しようかなっていうようなことを考えています。活動に参加できない子は保健室みたいなところに必ず集まって、そこにも養護教諭の先生じゃないけど看護師さんがいて、そこでちょっとお話をしたりとかゲームをしたりとかする、そんな感じでそれを週三日やっていくみたいなことを思っています。それである程度仲間集団ができてきたら、そっくりそのまま退院させて、今度は外来にデイトリートメントみたいなものを、部活動を続けるみたいな感じで動かしていけないかなみたいなことを、ちょっと考えているんですけどね。ビオンが戦争神経症の人に行ったノースフィールドの実験[4]って言われているものを、参考にしてこの取り組みをやってみようかなと思っています。そうしたら、わからないけど少し入院期間が短くなったりして、入院できる子どもがもうちょっと増えたりするんじゃないかなと。大まかにそんなことを考えています。

岩垣 ビオンの実験の中でも、そういう集団に入れない人のための保健室みたいなのもあったり？

渡部 そういうことやっていたみたいなんですよね。いろいろなグループができてきて、そのグループのイラストみたいなフラッグみたいなものを患者さんたちが書いたりして、それをまとまりの旗みたいなのを作ったりとかですね。あと感動的なのは、患者さんたちの意見が通るんですよね。みんなが、ダンスをやりたいみたいなことを言い出して、そうしたら陸軍病院なんですけど、ダンスを許可してくれたっていうことがあって、それは感動的でしたけどね。ただ六週間でその実験は一回でおしまいになっちゃうんですよね。これは理由がよくわかっていないんですけど。

齊藤 ちょっといいですか、今の話でそういう活動って一方では教育の部門が似たようなことをやっているのではないでしょうか。先生のところでこれから始まろうとする入院治療では、教育はどんな形態で関わってこられるんですか？

渡部　たぶん駒木野病院と同じような形で、特別支援学校の先生方が派遣されて、午前中は教育サポートをするっていうような感じで、午後は先ほど言った活動したり、あと中学生の男の子のグループと女の子のグループは、踏襲してやろうかなと思っています。

齊藤　訪問教師の形ですね。

渡部　そうですね。

齊藤　訪問教師だと院内学級のスペースがあって、そこに複数の教師がいてという形態ですか。だとするとこういう集団療法的な面の一部は、その教室の中で起きてくるのではないでしょうか。

岩垂　保健室も時にそんな役割を果たすと思うんですけど、院内学級に保健室があるのがすごい、いいですね。

渡部　保健室ばっかりになっちゃったら、どうしようかと思っちゃうけど（笑）。

岩垂　それはそれで、面白そうですけど（笑）。グループについて、小平先生は何か補足だったり、感想とかおありですか。

小平　お二人の話を聞いていて、素直に納得していたんですけど、私はうちで始めようと思ったグループがあって、渡部先生のところで勉強させてもらおうと思っていたんですが、やっぱり今いる職場では、そんなに大きな部屋がなかったり、経営収支が求められていたりして、なかなか継続していくのは難しいなと思ったという経験をしました。グループっていろいろな意味での余裕というか臨床の余幅がないと、なかなかきついです。大勢入るたまり場的な場所も欲しいのですが、なかなか作れない。でも理想を言うなら、できたらいいなとは思っていて、齊藤先生がお話ししていたように個とグループの両方の視点があるって、やっぱり大事かなって思います。渡部先生がやっていたころのレジデントとかが、「とにかくよくわからないけどグループに押し込んで、グループに治してもらおう」みたいな発想が一部に蔓延していたなっていうのも思い出しましたが（笑）、個の病理とグループの問題とをそれぞれちゃんと主治医が診るというのは大事ですよね。そんな感じで聞いていました。

齊藤　一つだけ追加させてもらっていいですか。岩垂先生がこのトークのためご自分の意見として書いておられるメモの中に、（入院における集団療法は）集団における愛着形成の場ではないかという問いがありましたが、それすごく大事だと思うんです。私が入院治療の主治医として経験した大半は、いわゆる不登校の子どもだったわけですけど、現在は虐待を受けた子どもとか、ASDの子どもやADHDの子どもで虐待的な環境の中で育った子どもが入院となるケースが多いですよね。そうした子どもが中心になってくる中で集団が持つ治療力というか、そういったものを発揮させるうえでは、やっぱり現在の対象に合わせた工夫が集団療法にも必要なんだろうと思うんです。

そこで一つだけ追加するとすれば、私は集団療法だけじゃなくて入院治療の集団の中で子どもが変化していく様を傍で見ていて、P・ブロスの思春期論[5]がリアルに感じられるようになりました。当時でもブロスは良き時代のアメリカの子どもたちの話であって、今ではあんなふうにギャング[注3]になったりチャム[注4]を作ったりなんていうふうにはいかないよという話が出てきたんですが、入院させてみると本当にブロスの発達論の過程がそのまま表れてくるんですよね。本当にギャング集団ができてくるし、そしてギャングを大人が野放しにはしないでやり取りして、ギャングのエネルギーは大事にするが『いじめ』は許さないといった姿勢で付き合っていると、そのうちにふっと大きな集団だったギャングの中から中三のグループがだんだん成熟した集団になってきて、中学を卒業した後の将来はどうするといった理想をめぐる話題を語り合ったりするチャム的な、そしていくぶんともピア的な交流をするように本当になっていくんです。ブロスが描いたとおりの世界がそこに展開した。そういうのを見たときにやっぱり思春期の子どもって集団と個である自分との関係性の緊張感の中で育つものであり、思春期特有な集団利用能力が高いんだなということは感じました。今後も特に入院治療のような生活全体を受けとめる治療の場では、必ず子どもたちの自然発生的な集団を意識していなきゃいけないと、私なりの経験から感じるんです。そういった意味でも、集団療法は児童精神科臨床の場では今後も大事な治療法であり続けると思っています。

渡部　入院治療の中で病棟のミーティングをやっていて、そういう子どもたちの変化を定点観測みたいな感じで見られたのは、とっても勉強になったなって思っています。だから逆に言うと、子どもの入院が急性期病棟みたいな感じで三カ月とか四カ月とかって限定されちゃうと、そういうところが見られなくなっちゃったりするので、ちょっと危惧しているところがありますけどね。

齊藤　児童精神科入院治療が危機介入だけの場になると、集団の中で変化していく子どもの姿をわれわれが見られなくなるだけじゃなくて、入院した子どももそういうチャンスを失うってことですよね。それは私も感じています。

渡部　あとコロナのことですけど、このところ児童精神科病棟を作るためにいろいろな職種でミーティングをやっているんですけど、最近入ってきた看護師さんたちがですね、患者さんと散歩に行くとか、ちょっと売店に単独で買い物に行くとか、「えっ、そんなことをやってたんですか?」みたいなことを言うんですよね。だからコロナの影響って大きいんじゃないかなって。ちょっとみんなで散歩に行ったり、そういうことができなくなっちゃっていて、グ

(注3)小学校高学年から中学生にかけて形成される凝集性や結束力の高い仲間集団で均質性を希求する傾向が強い。
(注4)中学生を中心に形成され、女子の「二人組」に典型的な強く結びついた親友関係で、理想を投影しあった相手への憧憬が特徴である。

ループと関係ないかもしれないけど、この数年間はあんまり人と接触しなかったりというのがあって、いろいろな影響はあるのかもしれないと思いました。

齊藤　それは本当に感じますね。

■児童精神科臨床における家族への働きかけ

岩垂　次に児童精神科臨床における家族への働きかけについて、進めさせていただけたらと思います。個人的な経験で言うと、私が児童精神科医になって一番後悔しているのがこの部分で、特に自分が三〇代の前半とかの時点において、家族のことはないがしろにしてきたなというのを思っています。ないがしろにしてきたというか、子どもの気持ちになりすぎて家族を無意識のうちに悪者にしたり、あとは家族の声を踏みにじったこともあるのかもしれないなと思って……。そういう後悔がすごくあるし、自分自身を客観視できなくなった情況っていうのがあるかなって思うんですね。それを次の臨床にもつなげないといけないかなと思うし、家族をどうやって治療に巻き込んでいくかっていうのは、先ほどの話に出ていたPCITとかペアレント・トレーニングとかいろいろあることはあるんですが、そういう枠にとらわれずに治療に巻き込んでいくことも大事かなとは思っています。家族に対する臨床っていう意味で、それぞれの先生のお考えや感じるところをお聞かせいただけたらなと思っています。小平先生、いかがでしょう。

小平 永遠の問題っていう感じです。大きな意味では家族が変容して、家族の中で起きている葛藤が少しずつ整理されていって、精神的な健康が生まれていくっていうのを進めたいと思う一方で、ある局面少し家族と離れることで子どもが少し進めるという現実もあるのかなとも思っています。児童相談所のケースとか見ていても家族にひどい虐待されて、「家族とのことは今全然扱えない」っていう子もいるんだけど、無茶苦茶されてきたはずなのに、親の心理教育とかやっているときに、「うちの親を悪く言うな」みたく怒る子なんかもいて、親子の関係性って局面でも様変わりするし、難しいなといつも思って眺めているという感じです。すいません、あんまり答えになっていないけど。

岩垂 渡部先生は、いかがでしょう。

渡部 療育センターに行ってね、一つはいろいろなソーシャルスキル・トレーニングを教えたりするような療育プログラムなんかがあったりして、あとペアレント・トレーニングとかも新たに付け加えて始めたりしたんですけど、そこで大事かなと思ったのはやっぱり親に子どもたちがやっているプログラムをちゃんと教えて、家でもやってもらう。そういった意味では、協働治療者になんとかなってもらえるように働きかける。あと神経発達症の就職とか進学を考える親の会みたいなものもやったりして、思春期とか大人になるとどんな生きづらさがあるんだとか、将来使える福祉のサービスとか、そのような情報を提供したり、大人になった当事者の方の体験談を聞いてもらうみたいなことをやったり、プログラムが終わった後もフォローアップの会なんかもやったりしたんですけどね。やっぱりそういうところに出続けてくれた人は、協働治療者みたいな感じになってくれているような感じはしていました。

今度新しいところでも、なるべくお父さんとお母さん揃ってきてもらいたいなみたいなことは考えているんですけどね。だから言い訳させないように、今度は土曜日に親支援プログラムをまとめることにして、入院も外来も土曜日だけとして。そんなふうにして、家族づれで来てください（Bring the Family）みたいに、やってみようというところです。

齊藤 家族をどうとらえるかということは、児童精神科だけでなく精神科臨床では常に重要な課題ですよね。家族をどうとらえるかという点について、私は精神科医として常に葛藤的だと感じています。臨床の場では親に対する不信感を精神科医が感じているときは、たいてい親も医師に不信感を持っているものですよね。逆にというか、治療が親の力あるいは親の機能によって展開を見せ、むしろ医師が助けられたと感じる場面もありますし、そういう意味でも常に葛藤的ではありますね。そうした親と精神科医相互の葛藤は昔からあったんだと思うんですが、岩垂先生が最初に述べた苦い思い出というか苦い思いは、聞いていて似たりよったたりの私自身の体験を思い出していました。そして児童精神科医になる前の大人の精神科を経験していた四年間でも同じようなことを感じていた気がするんです。児童精神科医としてこの子どもが変化しようと苦しんでいるまさにそのときに、この親はなぜ足を引っぱるのだと内心憤る場面は実際とても多かったです。入院治療を要する子どもでは、なおさらそう感じる部分が多いだろうと思います。もちろん外来でも同じことですが、児童精神科医として子どもに寄り添う、これは当然大事な姿勢であり、子どもの近くに立つ人間に私たちはならなきゃならないというのは正しい考えです。しかし児童精神科医がむきになってそう思うとき、私たちは自分自身の親との葛藤を見事に解決して、独立していく理想像をその子どもに投影し、自分が実現できなかったことやモヤモヤし続けている未解決な問題を実現したり解決したりしてくれる代理者に子どもを見立ててはいないでしょうか。その結果、子どもに入れ込み、親からの独立を成功させようとして、親とむきになって対立し、独立の妨害者として敵視することになってはいないでしょうか。

この落とし穴は、児童精神科医が何度も落ちてやっとそれとわかるほど大きく深いと私は思うんです。そのことに気づくまで児童精神科医は、入院治療で良くなった子どもが退院したら親の対応が悪いのでまた悪くなったと思って親を敵視するといった悪循環を繰り返すのではないでしょうか。この悪循環に嵌まるとまずもって子どもは不幸だし、親はもっと不幸です。そしてそんな児童精神科医だって、いつまでもメサイア・コンプレックスから抜け出せないという点で不幸です。そこからどうやって抜け出していくかと藻掻くことが、私自身にとっては児童精神科医として一皮むけるポイントだったかなと思います。三〇代終わり頃から四〇代はじめにかけての頃です。

それで家族療法の考え方を真面目に勉強してみようかなと思い、中村伸一先生が主催していた基礎講座を同僚だった山崎透さんといっしょに受け、翌年ケース検討を行うコースに進み合計二年間学びました。この経験を通して家族をシステムとしてとらえるという発想を得ることができた結果、それまでの子どもを家族からどう解放するかと考えがちな姿勢は根本的に非治療的だと思うようになりました。虐待のひどいケースでは、そんなことも言っていられない場合ももちろんありますがね。でもそのようなケースでさえ緊急に親から引き離す支援を行ったら、子どもはそこで救われたと考えがちですが、先ほど小平先生の言葉にあったように「親だっていろいろ事情があったんだ」「親だってつらかったんだ」と言いはじめる成長した子どもに出会うことはよくあります。そして、その思いを意識することで子どもがもう一つ大きくなるという姿を見ていると、家族とは特有な強い結びつきの中で互いに影響しあっている生きたシステムであって、親が子どもに影響を与えるだけでなく、子どももまた親に大きな影響を与えている、そういうふうに理解しないと、家族というシステムに対処できないと思うようになっていきました。
ある年代になって私は、外来治療の導入段階から前期にかけて親と対話することを重視する面接が多くなってきて、私なりに家族はグループとして見ていかなきゃいけないものなんだと思うようになりました。先ほどの集団療法の話にも通じるかもしれませんが、家族もやっぱりグループなのだから、症状を出している子どもにだけ注目して、あたかもその子が親あるいは家族の犠牲者であるかのようにとらえてしまうのは誤りだということですね。

小平　その点でいうと今、齊藤先生が言ったみたいに、子どもに入れ込んで親と対峙しちゃうっていう児童精神科医がいるかなと思うのと、その一方でそういうモヤモヤとした家族の問題をうまくキャッチできないというか、皆が受け止められなくて、親御さんが子どもの問題を結局「神経発達症」という診断で納得するっていう家族のありようが、最近多いようにも思っています。典型的な神経発達症であれば別にどうということはないんだけど、「どう見ても微妙に神経発達症の問題じゃないんだけどな」って思うんだけど、とにかく「難しくて子どもがうまくいかないのは、神経発達症のせいですよね」と訴えてくる親御さんが少なからずいて、この辺りもなにかこの家族のモヤモヤ問題と関係してるかなと日々思っています。この辺も皆さんのご意見を、聞いてみたいなと思っています。

齊藤　そういうケースはたぶん「神経発達症じゃありません」と、否定するだけでは済まないんではないでしょうか。そうすると親はまた、神経発達症と言ってくれる次の医者のところへ移っていってしまうということが結構ありますね。そうなると、親の困りごとの話をちゃんと聞いてあげるしかないわけで、私は先ほど述べた家族システムという観点から、なぜこの親は神経発達症に解決を見出そうとするのか、あるいは神経発達症と医師から言われたらこの親にとって何が救われ何が救われないのかということを、両親と話し合い、気持ちを聞けたらと思うのです。そんなことを考えあい話しあえる親と治療者であれば、神経発達症の概念に頼りすぎずに子どもを冷静に見立て、問題の解決を目指して一緒に取り組んでいけるのではないでしょうか。

岩垂　そういった意味で言うと、ちょっと的外れかもしれないんですけど、自分がたぶん中学生を持つ親御さんよりも年上になってきて、親御さんの話に少し余裕を持って聞けるというか、俯瞰視しながら聞けるようになったということがあるかなと思います。そういう意味で言うと、歳をとるって悪くないなって思う今日この頃です（笑）。

渡部　神経発達症って言ってくれると、なにか楽というか……。そうすると一番まずいのは神経発達症って診断されちゃうと、心の動きとかに関心が寄せられなくなってしまって、薬物療法とかSSTやろうとかそちらのほうにいっちゃうこと。メンタライゼーションとか、そういう子どもの心の動きに関心を持ってもらえるような働きかけは、やっぱり忘れちゃいけないのかなっていうのがあります。

齊藤 神経発達症の子どもこそ、メンタライジング・アプローチの絶好の対象ですよね。当然ながらその親に対するアプローチも、メタライジング・ベイストでなければならないでしょうね。

渡部 あと、親が結構孤立したりしているのかなっていうような感じはありますね。学校の同じクラスの子の親と話しても「そんなのよくあることよ」とかって言われたりしちゃう。親のペアトレとかに出て、「あー、なんか本当に同じようなことってあるな」って感じたりすると、親の変化に結びついたりしているかなっていう感じはあります。

岩垂 ペアトレ仲間のお母さんたちって、話を聞くと結構つながっていることが多いですね。

齊藤 ペアトレはそうですよ。セッションが終わった後に、親だけで集まってランチを食べながらのポストセッション、これがすごく楽しく有意義と感じている親が多いようです。セッション直後に診察を入れるようとすると「皆さんとこれからランチに行くんで」と、拒否されることがよくあります。診察よりピアカウンセリングが大事といった感じで（笑）。

小平 二〇歳すぎた子どものお母さんとかでも、国府台時代のペアトレの参加者たちで年に一度のお食事会とかやったりしていますよ（笑）。

齊藤 やっぱり、それだけ親も孤立しているってことだよね。

岩垂 戦友になるんですかね。

齊藤　親だって自分が一方的に悪かったわけじゃないと思えたら、少しは救われますよね。そうするとたとえば神経発達症はこの子自身の特性だったんだととらえる余裕も出てきて、親も解決策に取り組もうという意欲も工夫もわいてくるということになります。そういう意味でもADHDをはじめとする神経発達症ではペアレント・トレーニングを通じた親との取り組みをじっくりと続けることが大事だと思います。急いで解決を目指す短縮型のペアレント・トレーニングが広まっていく傾向がありますが、ADHDに対する取り組みの原法である一〇回型のペアレント・トレーニングに私は魅力を感じ、それに拘りたいと思っています。

渡部　半年ぐらいかけて、一〇回やる意義があって大事なんでしょうね。

小平　どの水準かは別としても質のいいペアレンティング・スキルの導入を支援していくことは大事ですよね。

齊藤　ペアレント・トレーニングをはじめとする親支援の目標は、子どもが弱いと思っていたり、子どもが理不尽な落とし穴にはまり込んでいるとだけ思っていたとか、学校に原因があるとだけ思っていた親が、それがないわけではないが「私たちも関わっていたんですね」とか「私たちの問題でもあったんですね」と思えるようになることにあるように思っています。そんな感覚を身につけた両親によって家族は新しいまとまりを獲得し始め、機能的にも改善してくるというのが私の臨床感覚です。親自身がこの境地に至るまでは「お母さんのその考え方はどうでしょう」といくら言い募っても治療者の思いはまだピンとこないと思います。

岩垂 親御さんもたぶん頭ではわかっているけど，腑に落ちないとダメなんじゃないですか。

齊藤 なんとなくそう思っているけど，あんたには言われたくないよっていう思いは，途中段階では親にはあるんじゃないかな（笑）。

［文献］

（1）渡部京太，岩垂喜貴，青木桃子，木沢由紀子（二〇一一）児童・思春期の集団精神療法を考える．集団精神療法二七，二八七－二九三頁．
（2）渡部京太（二〇一二）いじめられた子どもに集団精神療法（グループ）を行うことで見えてくること．小児の精神と神経六二（一），七六－七八頁．
（3）岩垂喜貴，村上健，矢花孝文（二〇一六）大会企画「この学会をやめようと思ったことはありませんか？」を担当して―「ブラックグループ」体験を通じて考えたこと．集団精神療法三二（二），一七七－一八二頁．
（4）Bion WR（1968）Experiences in Groups. 1st Edition. Routledge. doi:10.4324/9780203359075.
（5）Blos P（1962）On Adolescence : A psychoanalytic interpretation. The Free Press of Glencoe, New York.（野沢栄司訳（一九七一）青年期の精神医学．誠信書房）

3　児童精神科医とは何か？

（二〇二三年二月五日収録）

■児童精神科臨床で私たちがやってきたこと

岩垂　三回目の今回は、これからの未来のことを主体に話していけたらと思います。初回でもお話ししたんですけど、私は医者になる時点でかなり周囲との能力に差を感じて、それで皆がやらないことをやろうというところで児童精神科医を目指したんです。実際やってみると臨床の場で出会う子どもとか親御さんから勇気をもらえたり、「子どもってここまで変わるんだ」っていうところに魅力を感じました。

その一方で、なかなかうまくいかないことも多くて、子どもについていえば力及ばず自死に至ってしまった症例っていうのが、その最たる例かなと思います。そういった負い目があるからこそ、この仕事を続けざるを得ないという面もあるかなと思っています。そういった経験は、自分一人だけじゃとても抱えきれなくて、同じようなことを共有する仲間がいて、その事実を抱えたまま前に進もうっていう原動力にもなってきたかなと、私自身は考えています。

齊藤　それぞれの先生にお聞きしたいのは、漠然とした問いかもしれないですけど、どういった思いでこれからの児童精神科臨床をやっていくか、今まで何が足りなくて今後何が必要なのかということについて教えていただけたらと思っています。

未来に向けてとおっしゃったけれど、岩垂先生の最初にイメージした話の組み立て、というか岩垂先生の考えを振り返ってみると、未来に目を向けるためには今までそれぞれに何をやってきたかという点についてコンパクトに話していただいた上で、何が今後の課題かという話にしていかないと、未来という言葉が浮いてしまうような感じがします。まずは自分たちが何をやってきたと感じているかを、皆さんに話していただくというのはどうですか。

岩垂　有難うございます。そうしましょう。

齊藤　私は児童精神科入院治療をやってきたんですけれど、「じゃあ児童精神科の入院治療で、何をやってきたのか」と考えてみると、さまざまな逆境体験を抱えた子どもが一〇代前半になってつまずいて社会適応が難しくなって入院治療に導入されてくる子どもが数多くいて、そういった子たちをどうやって治療に乗せていくのかとか、どういった治療構造で応えていくのかという問いを、入院治療の枠組みで考えてきた年月だったと思っています。その治療の構造というか枠組みというかそのあたりの考えが最近のトラウマと愛着の問題の議論の中で、少しずつ整理はできてきつつあると感じています。渡部先生は、いかがですか。

渡部 国府台病院で入院治療を学び始めて、私が一番興味を持ったのは集団精神療法で、仲間集団の動きが面白いなと思ったんですよね。その後、広島へ行って療育センターに勤めて、一番人間関係が大変な小学校五～六年生のプレアドレッセンスから中学校の前期思春期あたりで、早期に介入することで二次障害といったものを何とか少なくできないかなということを、感じるようにはなってきていました。療育のプログラムはワクチンのようなもので、前期思春期の大変なところを何とか二次障害を少なくできないかなと、そんなことに最近は興味を持ってきている感じです。あとは、ある程度効果があると言われているプログラムは、いろいろな医療機関で揃える必要があるんじゃないかとか、そんなことを感じています。だから、より小さいうちにいろいろ介入ができないかなと、そんな方向へ関心が向いているという感じです。

もう一つはコミュニケーションの取りにくい子どもたちに、どうコミュニケーションをとって、治療に結びつけていくか、治療関係を築くのが難しい子たちにどうアプローチしていったらいいかということに、最近興味が向いています。メンタライジング・アプローチは、そういうところに役に立つんじゃないかなと、そんな感じをもっています。

岩垣　小平先生、いかがでしょうか。

小平　「何をやってきたか」という話になると、逆に言うと「何をやってこれなかったのか」ということが一緒に浮かんでしまいます。やっぱり自死のケースのことが、自分の中ではずっと残ってるなっていう感覚が一つです。それと何と言うんだろう？　基本的に入院治療でいろいろなものを共有した四人の話なので、実際に入院の効果も感じた十何年だったかなと思いますが、私が愛育に移って何年かしたときに児童病棟の卒業生の女の子が急にふらっと会いに来たことがあって。私は主治医ではなかったんですが、外来に遊びに来るとよく話していただけの子だったんだけど、急に会いに来たんです。そのときすごい長い手紙をもらって。その当時の入院としてはそれなりに治療的な変化をしたとわれわれは考えてたんだけど、「その後の一〇年ぐらいでどれほど自分が大変だったかっていうのを、あなたたち医者はわかっているのか」みたいなことが書いてありまして。そういうこともいろいろあり、「何をしなきゃいけないのかな」と思って考えてきました。さっき岩垣先生が言ったように、大変な子の入院に対応しなきゃいけないという現実はあるんだけど、すごく大変になって入院しないとインテンシブな治療をしてもらえない医療って、やっぱり変だよなって最近はずっと思っています。さっきの渡部先生の話に通じるのかなと思うんですが、もっと手前で相談ができるし、もっと手前でインテンシブなことがしてもらえるような児童精神科になるといいなと思って、この一〇年ぐらいをやってきたかなという感じです。

でもやれていないことがたくさんなので、やってこれたと胸を張るほどのことは思いつかないです。ただよく病棟の先生とかが親にも子どもにも「腹をくくってもらう」って入院にあたって求めるんだけど、まあそれはそれで大事ではあるんですが、でも「いろいろな理由で腹くくれないことってあるよな」とも一方で思っちゃいます。むしろそのもっと手前が大事だよなと。いま一般の病院の中で臨床をやっているせいもあるけど、手前でインテンシブなことがやれる医療体制ができたらいいかなと思ってやってきました。今聞かれてそんなこと思いました。

岩垂 確かにその当時は良かったと思っても、それが本当に良かったのかとか、その何年後かにまたそれがどんな体験になっているのかっていうのは、時間が経ってみないとなかなかわからないところもあるし、そういった面での内省っていうのは常にしないといけないですよね。

齊藤 そのあたりで言うと私が経験したのは、中学生とか小学校の高学年の入院治療が多かったと思うんですが、そういう年代に何かしてあげたつもりなのに、実はできていなかったことについて考えるのもとても大事なことだと思うんです。でも同時に、その年代の課題を越えたからといってその後の人生が楽々と過ぎていくわけでもない。一山越えればそこに次の山がそびえているということを、くりかえし経験する子どもも沢山いることを忘れてはならないと思うんです。つまり青年期の前半の段階、いわゆる思春期に患者として児童精神科の入院治療と出会って、それなりに病棟環境とそこで提供したものに反応して成長できた子どもがその先へ進んで、そこで新たな課題にぶつかったときに、過ぎてきたつもりの心とか感情とかが、また以前と同じように自分を痛めつけてくるという体験はわかるような気がとてもします。やっぱりそういうもんなんだろうな。

われわれが対処しようとしている心の病であれ、持って生まれたものとされる神経発達症であれ、一山越えればまた山があり、一山越えればまた山がある、それが人生なのだということを、われわれがわかっていることが大事なんだろうと思います。そして一見ただ反復しているようでいて、そこに確かに成長があり、成熟がある、それが人生であり、そこには悲しみだけでなく喜びもあるということをわかっていなければならない。さっき腹をくくることを親と子どもに迫る児童精神科医のイメージが語られましたが、そういうこと迫る児童精神科医自身がたいてい腹をくくれていないんですよね、たぶん。それを自覚していない医師が親や子どもに「お前もっと腹くくれ」と言っている。親に腹をくくりなさいと簡単に言うのは、よくないと私は思います。親は腹がくくれないから苦しんでおり、どうやったらその腹をくれる心境に近づいていけるかと身悶えするほど悩んでいることを「腹をくくる」という包括的な表現でねじ伏せるのではなく、どうやったら子どもを支えることに寄与できるか一緒に対話しながら伴走していくことが、まさに親支援であり子どもの治療のような気がしています。

先生方の話を聞いて思いついたことですが、自分が何をやってきたかを国府台病院児童精神科の病棟での入院治療の体験から振り返ると、私が初め児童精神科入院治療と出会った当時でも開放病棟でやっていたわれわれには、対処できないレベルの症状や問題の重篤な子どもは実際に存在し、そういうケースは千葉市立病院児童精神科などの他院にお願いし、入院治療では扱わないというやり方をしていました。当時われわれの病棟は、現在でいう不登校を治療する病棟と、私の上司である医長の先生がそのように規定して運用していましたので、私が経験した入院治療の対象はまがりなりにも自ら入院治療導入に同意して入ってきた子どもの入院治療でした。その経験から学んだことは、入院治療そのものに治癒力というか回復機能がある程度期待できるということでした。その機能の正体は何だろうと考えると、ただ入院させれば治るということではなくて、そこで出会う仲間集団であり、そして学校などに比べて相対的に子どもに対しての大人の人数の比率が高いがゆえに腰を据えて対処しているかのように子どもからは見える大人集団であり、そういう治療環境の中で子どもが動き始めるとき、彼らの病棟生活そのものが一定の精神療法性を持ち治癒力を発揮し始めるということなどではないだろうかと思えてくる。仲間集団でいえば、大半の子どもは入院してきた段階では仲間関係は破綻しているわけです。それなのに入院生活に入ってしばらくすると子どもは必ずと言ってよいほど、皆が皆自然に仲間関係に接近し、そこに加入しようと取り組み始めます。それを見ていて、入院環境が子どもに提供する治癒力とともに、その年代の子どもの可塑性の高さを実感したように感じ、それを何とかある程度構造化できないものかと取り組んだのが児童精神科医としての前半段階の入院治療に対する考察過程でした。私が五〇代に入ったいわば児童精神科医としての後半段階では、入院してくる子どもを見るとどんどん重症例が多くなっていく一方で、私自身は入院治療の担当患者をほとんど持たなくなり、先生方が受け持つ数が圧倒的に多くなっていきましたので、私はいわば管理的な立場から子どもの入院治療を考えるようになっていきました。綺麗に言うとそんなことなのですが、その後半段階で実際に自分がしていたことは外来を中心に本当に不器用に、そして本能のように臨床に関わり続けていただけだと感じているというあたりが正直なところです。

じゃあなぜそんなことを続けられたのかといえば、岩垂先生も述べている「子どもってここまで変われるんだな」という思いに伴うある種の高揚感、その児童精神科特有な体験にやっぱり私も魅入られていたんだろうなと思うし、たぶん今も魅入られているのだと思うんです。こうした経験を客観的にとらえると、これは小学生高学年から高校生にかけての中学生を中心とする青年期前半段階の年代、あるいは幼児期から学童期はじめ頃の年代が持っている心の可塑性の人生最大の高さという点に思い至ります。

この心の可塑性の高さに子どもや家族と共に取り組むのが、児童精神科医の仕事であるという思いがこの領域の専門家としてのやる気を支えてくれているように感じています。ただそれを信じてやってきたらさっきの小平先生が話されたような、そこを通って一つ山を越えて解決したかのように卒業していった、退院していった子どもたちの何割かはその後に壁にぶつかって、そこでまた苦しい思いをする、あるいはまた治療を必要とする人生をその後も送っていることを知る機会は児童精神科医はたくさんあります。われわれは可塑性の高い年代に関わり、子どもが回復していくことに関われるというある種の喜びをエネルギーにしている面がありますが、同時にその向こうに何が待っているかということについても冷静に予測したり、それに寄り添っていけるというか伴走していけるという覚悟が、絶対必要なんだなっていうことを感じます。私も自分の患者さんで非常に望ましい入院治療の成果を上げたはずの子どもが、一六～一七歳あるいは一八～一九歳の段階で手痛い壁にぶつかって、より重篤な精神疾患を抱える姿で再会することがあります。中にはもうわれわれの関われる水準を越えて、大人の精神科に依頼することになるケースも少なからず存在します。あるいは、自死に至ったケースも複数経験しています。そういう経験からわれわれは子どもの可塑性に賭けると同時に、可塑性の向こうにある壁を越えられない子どもも少なくないことを絶対に視野に入れておかねばならないと考えています。自死したケースっていうのは本当に取り返しがつかないだけに、正直言って今でも眠れぬ夜やあまりにも早く起きた朝に、そのケースの最後となった面接で語った言葉や顔がフッと浮かんでくる経験をしています。

私は自死された子どものお葬式に行くことは基本的にしてません。いやむしろ行けなかったと言う方が当たっています。そんなケースの親とたまたまお会いしたことがあり、そのときその親が「あのときの（入院生活での）中学生活があって親としては救われている、ありがとう」という旨の話をしてくれました。いやいや、ありがとうじゃなくて最終的には救えなかったことを叱ってくださいと、そのときは正直そう思いました。これが児童精神科医を長年やっていると背負うことになる、いやむしろ背負ってあげねばならないものなのかなといまはそう思っています。それにしても自死のケースは痛いですね、本当に痛いなあ。

岩垂　私も自死されたケースで、後日ご家族が病院に来られて、生きてきた印をたどりたいから一緒にカルテを見てくれと言われて、カルテをずっと一緒に見たことがあります。「ああ、こういうこと言ってましたね」みたいなことを、お父さんお母さんと振り返って、そのときは私も確かお礼を言われて、なんて言っていいかわからなくなっちゃって「いつかお線香を上げにいかせてて《ママ》ください」とは言ったものの、行けていません。そんなことが思わず蘇ってきてしまいました。

齊藤　これは精神科医になった以上、背負わなきゃならないものという思いはあります。でも背負うにあたり、個々の子どもを「自死ケース」として一般化してはいけない、皆あくまで固有名詞で語られるべき存在だという思いを私はこの対話を通じて新たにしています。

岩垂　モヤモヤしたままなにかずっと残りますね。

齊藤　全然すっきりしないですよね。すいません、そんな話に持ち込んじゃって、先へ進んでください。

小平　その辺が悩ましいなと思って。中学を出たから終わりっていうもんでもないなというのが一つなんだけど、かと言って二〇代になっても三〇代になっても永遠と見続けて、新規の子どもをあんまり見ないってなるのも児童精神科医としてどうなのかなと思って。この辺の兼ね合いといいますか。

齊藤　確かに悩ましい。

小平　長くやるほどに悩ましいですよね。

齊藤　本当に悩ましい。

岩垂　でも先ほど話題に出た小平先生のところに来た子は、小平先生にちゃんと言う場があったんですね。

小平 私は主治医でも何でもないんですけどね。逆に言うと主治医がいなくなっちゃったんだよね、切れちゃっていて。その子が言っていたのが、自分はあのときあの入院で何をしたのかっていうのがすごい疑問に思うときがあって、すごく調べたんだと。当時の主治医がどこかの学会に発表したものを見つけて、取り寄せて読んだんだそうです。確かに発表の同意書は書いたのは覚えているし、もちろん内容は匿名化されているんだけど、自分のことだっていうのはすぐわかって、「(当時の主治医は)もうあれで私の悩みは終わったってきっと思って、今どっかで生きてるんだろうね」と言っていました。入院を終えて振り返るとそんな気持ちになったりしている子もいるんだなと思って。

渡部 精神科医になって初めて自殺されたのが私は子どものケースで、あれはちょっときつかったなっていうのはあります。齊藤先生にはお葬式に一緒に行っていただいたりして、あの子から学んだことは、亡くなりそうな子どもってちょっと消え入りかけている、なにかそういう感じがあって、あの感じを忘れちゃいけないんだなっていうのはすごく残っていますね。あのときの感覚に似たように感じる子には、本当にいつも気をつけて見なきゃいけないなっていうことを教わった感じはしています。

岩垂 それぞれの先生方は、そういう経験を抱えてどうやって臨床を続けられているんでしょうか。

齊藤　まあ、よき飲み仲間を持つことですかね（笑）。

小平　個人的にはその経験を抱えられるほど、十分には処理されていないって感じです。何かもうずっと心のなかにいるって感じですね。

岩垂　でも、辞めてはいないですよね。

小平　いまやっていることがそれに向けての、ある意味の「自分の答え」みたいな日々って感じはあります、たしかに。

岩垂　渡部先生いかかですか。

渡部　あの頃は病棟から児童精神科の研究室に戻って夜遅くても、まだ誰かしら医局にいたりしたからね。ずいぶんみんな（医者）が死にそうな顔をしてたかもしれないですね。

小平　確かにあのときに、ほぼ同年代の同僚がいたっていうのは、自分が生き延びられた大きな要素だった感じがしますね。

岩垂　べつにそんなにめちゃめちゃ話すってわけじゃなくて、確かに死にそうな顔している同僚がいるとなんとなく、やらなきゃなとは思いますよね。

齊藤　そういう意味じゃ、一人だけで現場を担っている形でしのいでいくのは厳しいよね。

小平　辛いでしょうね。ただ逆に言うとどうなんですか？　児童精神科医療をやるっていったときに、一人きりだったら逆にできなくないですか？　仲間が医者である必要はないと思うんですけど、一人きりの職場だったら、きっと児童精神科ってできないですよね。

岩垂　やっぱりチームじゃないと無理ですよね。

齊藤　そういう中で鍛えられて少しは成熟するんでしょうね。飲み仲間にしろ、辛い思いをしている仲間に何気なく寄り添う同僚がいるということも含めて、今すぐスッキリとはできないけれど、そこから逃げるわけにもいかないということを受け入れていく、自分なりに消化していくプロセスなんでしょうね。それを一人で消化するのはとっても辛いことで、ものすごく才能のある人でなければできない。だからわれわれは治療をチームとして、群れをなしたいという思いがあるんでしょうね。

■わが国の児童精神科医療の課題

岩垂　今までやってきたことの話で、小平先生と渡部先生が予防医療的なワクチン的な臨床っていう話もされましたけど、たぶんそれはより低年齢で親御さんたちも巻き込んでのものになるかなと思うんですけど、その場合は外来主体になってくると思うんです。そういった環境の中でどうやってチーム医療を作っていくかとか、医者が一人で抱え込まないように考えるとか、実践していることとかってありますか。小平先生、いかがですか。

小平　ちょっとしんみりした後にシラけることを言うのも何なんですが、今の状況でやっていると一つは医療経済状況に関する課題があって、以前に比べて保険点数が上がってくれたから嬉しいんだけど、チームをやっていくうえでの経済的安定性が、まずは組めるっていうことが大事だなと本当に思っています。病棟を離れてからはずっとその心配をしているというか、それにおびえているって感じでしょうか。そこが揺れ出しちゃうと落ち着いた気持ちで岩垂先生が今言ったようなことが、実践しにくくなるなっていう感じがあります。これから国をあげて、そういう方面に手当てをしていっていただきたいというのが一番なんですが。

その上でということでコメントすると……、チーム自体が発展して忙しくなってくると、お互いにそれぞれやっていることの独立性が上がってきて、それを一緒に共有する時間をどう持つかがすごく大変だなと最近思っています。その点で言うと結局齊藤先生が言ったみたいに同僚で飲む時間を作るのがいいのかなとか……、でも飲み会の方に行っちゃうと、それは健康的ではないですね（笑）。とにかくどうそれぞれの活動や体験を共有していくか？学問的なコンテンツを共有するのも大事で、さっき岩垂先生の言っていたようなトラウマのことだったり、愛着のことだったり、齊藤先生が言った発達論のことだったり、ある程度しっかりと理論を共有しておくっていうのは大事なことの一つなのかなと最近思っています。

岩垂　たとえば、いろいろな治療効果が証明されたプログラムをやっていると個別性がいろいろ出てきちゃって、個別性をつなげるようななにかさっき出てた根っこの部分っていうか、みんなで共感できるような部分みたいなものを、治療者の中で支え合えるような雰囲気をどうやって作るかっていうのも大事かなと思うんですけど。

齊藤　その前に岩垂先生から予防的なという話があったと思うので、それについて言えば本来の意味での予防とは、いわば精神医学的公衆衛生学のような観点からその年代に生まれた子どもとその親を大きく網ですくって、少しでもリスクのある親子に一定の介入を行うといった発想になってしまうし、それはそれで必要なことではあるが実際は医療にはそこまでできない。また医療費の問題で言ってもそこまで保険医療でカバーはできないだろうと考えると、われわれが児童精神科医療として担えるものは精神疾患発症を可能な限り早期に発見し早期に関わるということだろうと思います。もちろん、その早期発見・早期対応に医療経済的な付加価値をつけてほしいとは思うし、それはこの医療分野が発展するための条件であると思う。このできるだけ早く見つけるということは多くの疾患で幼児期とか学童期の始めぐらいまでに見出すということであり、そこで関わってあげようということですよね。古典的な概念で言えば、幼児期神経症の段階でどう介入できるかという問題だといってもよいと思います。これは不安とか抑うつとか強迫とか、以前は神経症とされた精神疾患の範囲の話ですが、幼児期神経症の子どもが思春期になった段階で重大な適応不全を生じてくるまで待っているのではなく、もっと前に治療的な介入をしていたら違う結果が出るかもしれないと思わずにはいられないケースに出会うことは珍しくない。

幼児期の不安を幼児期に扱う治療、たとえばプレイセラピーですが、その反応性の高さに私はしばしば驚かされます。幼児や小学校に入学したばかりの子どもがプレイセラピーを積極的に利用する年齢相応の動機を持っているという点でも、あの年代を見過ごして思春期で問題が大きくなってから関わるのはもったいないと思っています。同じように発達障害と呼ばれてきた神経発達症の子どもも、なにも思春期で乱暴になったりひきこもってしまうまで待たないで、たとえば幼児期の自閉スペクトラム症の子どもを渡部先生がおっしゃったみたいな療育プログラムの提供を含めて、ちゃんとしっかり関わっていったらよかったのにと思うことはしばしばあります。このことを広く知ってもらうのはわれわれの任務ですよね。そういう意味で、小平先生や渡部先生の感覚に私も同意です。

渡部　一年前に単科精神科病院に移ったんですが、成人の精神科の先生たちから、親がＤＶ被害を受けた女性とか、統合失調症で幼い子を持っているとか、産後のうつで入院治療をしているとかの子どもを、ちょっと見てくれないかという依頼がこのところ何件かあって、小さい子だと二歳だったり四歳だったり、就学前だったりとか。そういうケースをコンサルされてみたりして、そういうのも面白くて成人の精神科医の先生といろいろもっと共有できたら、一緒に診ることができたらいいかなって。そういう先生たちに「児童精神科医ちょっと役に立つこともあるんだ」っていうのを、わかってもらえたらいいなと思ったりします。介入するとちょっと分離不安だったりとかで不登園になっていたりとか、そういうことを相談に乗ったりするとお母さんもちょっと元気になったりするので、一緒に診られて、それは良かったかなと思ったりします。

小平 明らかに問題が出てきた子に早く介入するっていうのはさっき齊藤先生が言ったとおりなんですけど、実はここ数年母子生活支援施設の相談業務を続けてきて考えていることとしては、たとえば親御さんのメンタルの問題が強い場合に、最近産科などで動き出してきた周産期メンタルヘルスと児童精神科が連動するとか、そういうさまざまな支援をもっと社会全体でスムーズにつないでいくっていうのは必要かなと。自分のフィールドだけじゃなくて、もう少し左右前後に広げていく感じになるといいのかなというのを最近本当に思っています。

齊藤 今のは親が病んで子どもの養育がうまく担えなくなっている場合に、その親に対してどう治療や支援を提供するかという話だと思います。いま言われた産科対児童精神科の医師同士の紹介とか連携は、同業者でもあることから比較的取りやすいと思うのですが、そうした子どもと母親を見つけ出す感度について言えば、われわれ医師よりも子育て支援のような母子保健や児童福祉、あるいは障害福祉の領域で働く医師以外の一線の専門家の方がセンサーの感度は高いと思うんです。そうした専門家と児童精神科の間の垣根というか、児童精神科へのアクセスの難しさを何とかしないことにはそのあたりの連携が広がっていかないと思います。だから比較的少ない資源で関われる幼い年代の子どもの問題を見過ごして、より多くの力を注がねばならなくなる年代、たとえば思春期ではっきりと問題が起きるまで待ってしまうということがいまも相変わらず続いている。早い段階で児童精神科にアクセスできない親の問題を、社会の側から克服しようとするなら、やっぱり母子保健・児童福祉系の一線に立つ専門家のセンサーと児童精神科医の治療・支援とが遅滞なく結びつくことのできる体制を作っていかないといけないとつくづく思いますね。児童精神科のクリニックや病院には何カ月も初診を待っている待機者がたくさんおり、その予約さえ取れない親はもっとたくさんいると思われます。電話やネットでの予約システムにうまくアクセスできる親の子どもだけが予約できる現状を、どうやって克服したらよいかわれわれは大いに悩まなければならないと思うんです。だって上手に予約システムにアクセスできない親の子どもに起きていることの方が、深刻な場合がはるかに多いのですから。

岩垂 そう考えると、やっぱり絶対数がまだまだ足りないですかね。

齊藤 そのとおりだと思います。

小平 それをするのは医者じゃなきゃいけないのかという問いを最近持っていて、それこそさっき齊藤先生が言ったように福祉で頑張っている保健師さんも大勢いいるので、そことちゃんと連動してあげるだけでも随分違うんじゃないかと。医者がそこに全部関わらなきゃいけないわけでもないですし、相談の立場だけでも随分違うかなという感じは最近しています。

齊藤　その水準も含めた連携だよね。

小平　その代わり必要に応じて重そうなケースは、ちゃんと受けてあげてっていう連携で。それだけでもずいぶんやれる幅は出てくるかなと最近思っています。

岩垂　神経発達症臨床のある程度の部分は、児童精神科臨床でなくても医療の現場じゃなくてもいいんじゃないかなみたいなときも……。

齊藤　実際にやってるしね。

小平　心理士の先生の方が、より詳しかったり、関わりが上手かったりなんてことはざらですしね（笑）。

岩垂　そこのリソースを児童精神科医に割くくらいであれば、皆さんが今おっしゃられたところに配分した方がいいのかなと最近は思ったりします。

齊藤　ただやっぱり児童精神科医独特なものの見方、あるいはそうした子どもたちの育っていくプロセスに関するわれわれ独自の感覚や知識もあるわけじゃないですか。そういったものを含めて相談に乗っていく、一緒に考えていくというレベルの連携も小平先生が言ったように非常に重要だと思いますし、またそれでできることも多いと思うんです。ただ問題はそういう連携術をわれわれ医師が、もっと磨き上げなきゃいけないということにあります。だって、母子保健や児童福祉、障害福祉の現場へ呼ばれて偉そうな医学的知識を振りかざし、一方的に講義をして帰るといったところに真の連携なんてありえないじゃないですか。でも残念ながらそういう水準で「自分は現場と連携している」と思っている医師は、多いのではないでしょうか。本当に現場の人間と一緒に、同じ地面の上で同じ目線で議論し合い対策を検討し合えるという技をわれわれはもっともっと磨いていかなきゃいけないと思います。

岩垂 たしかに医者の言った後、みんながシーンと沈黙してしまう会議の場ってよくあるような気がします。連携の技を磨くには、どうすればいいんですかね。渡部先生、何かありませんか。

渡部 「Adaptive Mentalization Based Integrative Therapy（AMBIT）」があるんですけどね。[1] メンタライゼーションのメンタライジング・アプローチのいろいろな関係機関との連携みたいな、多職種でどう連携していくかを考える応用編バージョンみたいなものがあるんですけど、ＭＢＴ－Ｃのスーパービジョンを頼んだら「新しく児童精神科のユニットを作ったら、こっちも面白いぞ」って言われたりして、なにか新手の詐欺なんじゃないかなとか一瞬思ったんですけども、それも勉強してみようかみたいな感じになっているんです。ＡＭＢＩＴのやり方も資料を見せてもらったりしているんですけど、そういうのも面白いかなって思っているんです。連携の仕方としてわりとみんな長々とそのケースの危機介入のときのことを話したりするんだけど、それよりももうちょっとその人が本当に困っていることとか、本当に情緒的に困っていて動けなくなっているところにむしろ焦点を当てていくみたいなアプローチの仕方があるんです。これ結構面白いなと思って、見ているところなんです。思春期、青年期ぐらいに傷害事件を起こしちゃいそうだとか、ドラッグに手を染めてしまいそうだとか、なかなか医療につながりにくいようなケースに対して、そこから出てきているものなので、こういうところを勉強してみたいなと最近思っているところです。

小平 理屈で対処していかなければいけないのかなと思う一方で、もっと底辺の話として、これまでのトークでも多少出てきた話題かなと思うんですけど、お互いに敬意を持ち合えるってことは、連携していく上ではすごく大事だなと思っています。本当にびっくりなんだけど、お医者さんが他の機関の人に土下座させるみたいな話を、このところ何回か聞いたことがあって。去年の日本トラウマティック・ストレス学会（第二一回日本トラウマティック・ストレス学会）の大重耕三君の発表で、「お互いに半歩前に出ましょうと声をかけてきた」と話していて、とてもいい言葉だなと思いました。そういう姿勢はやっぱり大事だなと最近本当に感じています。

岩垂 最近オープンダイアログや複雑性ＰＴＳＤに関係する本(2・3)を読んで、なるほどなぁと思ったんですけど、支援者同士で会話をするときには、発言者のほうにちゃんと体を向けて、目を見て、最後まで話を聞くっていうのが書いてありました。すごく当たり前のことなんですけれど、関係者会議とかって意外とそういうことがわれわれはできていない。このような会議の場だとこっちもなにか医者としてみたいに身構えがちになるんですけど、どうしても偉そうなこと言っちゃいますね。

齊藤　でもそのとたんに実はもう連携になっていない。医師にそういう態度をとられると他の職種の人たちは、もう本音を言わなくなっちゃいますよね。

小平　いつも気をつけてそう振る舞っているんだけど、何でしょうね……、でもふと偉そうになっちゃうことはときどきある（笑）。

岩垂　いつも会議が終わった後に、若干落ち込んで帰るみたいな……。

渡部　最近、私は心の中で「これだから素人は困る」とかってね、言うの（笑）。

齊藤　連携ということで言うと、若い頃の話ですけど、たとえば教育センターとか児童相談所とかの会議に出席していると、本当に全然観点が違っていて、それはおかしいだろうとつっこみたい思いにやたらとなって批判的なことを思ってるんですが、まだペイペイな自分がそんなことを他の職種の人に言う勇気もなくムカつきながら帰る道すがら、今の渡部先生の話じゃないけど、いろいろ思い浮かべて腹が立って、その場では言えなかった文句をぶつぶつつぶやいたりしていたのを思い出します。でもいまの目からすれば、やっぱりこっちが本当に未熟だったなと苦笑いするしかありません。一緒に歯車をすり合わせていく方法はあったはずだと、いまなら思えますね。そのせいかどうか、最近は他の職種の人と話すの嫌いじゃないんですけどね。

小平 国府台の頃よりも今のほうが、児相の人たちと楽しく話せている気がします。

齊藤 歳とったんですよ、お互い（笑）。

ところで、この児童精神科医療の課題は話し出すとどんどん広がっていって、終わらなくなってしまうような気がするので、ここで災害とかコロナとか、ウクライナとロシアの戦争といった重大な出来事が起きているときに、児童精神科臨床は何ができるのかという点に触れておかないと、このラウンドテーブルトークは終われないという気がするのですがどうでしょう。

岩垂 そうですね。震災とかコロナ関連の話をした後に、最後にこれから目指す人たちへで終わりたいと思います。

■東日本大震災・コロナ禍・ウクライナ戦争下における児童精神科臨床

岩垂　ここでは、東日本大震災とコロナ禍とウクライナ戦争における児童精神科臨床というテーマで、話したいと思います。

まず東日本大震災ですけど、東日本大震災は自分自身を見てもすごく人生観が大きく変わった体験でした。なにかそれを境にして、児童精神科臨床っていうかムードっていうか、変化があったかなって個人的には考えています。トラウマっていう言葉がわりと浸透してきたりであるとか、あとはそれに関連したCBTをはじめとするプログラムベーストな治療が導入されるようになったりとか。なにか一時期の神経発達症ブームからトラウマブームみたいに思われるような状況が、起きていったのかなっていうふうに考えています。それと同時に、日本人全体がちょっと自己愛的な心性が強まって、それは今に至るまで続いてるような感じがします。それはそうじゃないと、そういう心性がないと生き延びられなかった側面もあるんじゃないかなって考えています。

震災をきっかけとしてSNSが急速に普及して、その普及っていうのも大きな世界観の変化だなと思っています。SNSで個人の病理がすごく表面化されやすいようになったり、あとは児童精神科医自体がSNSで多く発信するようになったり、そういった時代の流れもあったのかなと思います。それっていうのは、いい面もあるだろうし、悪い面もあるだろうなと考えています。私の東日本大震災における考え方っていうのは、以上のようなことなんですけど、それぞれについて先生方のご意見をお聞かせいただけたらなって思います。

齊藤 質問していいですか。東日本大震災を通して岩垂先生が言った日本人全体が自己愛的な心性が高まってるのではという話を、もう少し具体的に話してくれませんか。

岩垂 たとえば児童精神科医療の中で言うとしたら、自分たちがなんとかしないといかんとか、救世主思想みたいなところであったりとか、あるいは絆っていう言葉もその当時多く聞かれたと思うんですけど、みんながまとまらないといけないとか。そんな流れが出てきたのかなっていうふうに思うんですよね。

齊藤 少しわかりました、そういうことなんですね。

小平 素朴な質問ですが、東日本大震災、コロナ、ウクライナっていうのは、それぞれ別に話すんでしょうか？

岩垂 分けずに、それぞれ話しやすいように話していただきたいと思います。

コロナについて言うとやっぱり私は三密の回避というのが、一つは大きな出来事のような気がしています。児童精神科臨床って、いかに三密を保ってやるかみたいなところがあるかなと思うんですね、特に思春期臨床の場合には。コロナ禍によって特に入院治療においては、その武器が大きく奪われたような気持ちがした一方で、インターネットを用いて新たにつながりの模索というか、関係者会議とかが実はＺｏｏｍとかでやりやすくなった面もありますし、研究会の同業者の勉強会の機会も増えたような気もするんですよね。だから、今までのつながり以外のつながりも出てきたっていう面では、いい面もあるのかなって考えています。そういったようなコロナ禍と児童精神科臨床についての考えについてお話を伺えたらなと思います。

ウクライナ戦争については、児童精神科臨床を訪れる子どもの中にも意外と影響が出ている子がいて、戦況についてすごく気にしている子がいたり、ウクライナ戦争に関連して台湾有事についてすごく不安になっている子どもが出てきたり、メディアで日本もいつ同じ状況になるかわからないみたいな報道がなされて、漠然とした不安が生まれやすい状況にあるのかなっていうのと、なにか境界線が剥奪される恐怖みたいな、侵入される恐怖っていうのか、なにか社会の流れとしてあるのかなって考えています。そういったことについても先生方からお聞きしたいのと、ウイルスとか戦争とか災害とか、もしかしたら放射能原発の事故もそうかもしれないんですけど、今言った三つに通じる漠然とした目に見えないような不安だったり、恐怖っていうのは共通したものなのかなっていうふうに思うんですね。そういった世界状況の中でも、児童精神科医が果たす役割についても先生方の考えをお聞かせいただけたらなって思います。どこからでもかまわないので、何か思うところがあればお話しいただけたらなと思うんですけど、小平先生、いかがですか。

小平　岩垂先生が言ったみたいにそれぞれの特殊性というものはあるのかなと思う一方で、三つの共通項としては自分の安全で安心な環境が崩壊する出来事というか、戦争は本当にわかりやすく境界線が崩壊されているんだけど、どの体験も自分の信じてきた社会に対する信念が、崩されてしまったという体験だったのかなと考えています。そんな時代に何が起きているのかなと考えてみると、全体的に人間の自己愛的な要素は高まってきたなあと。iPhoneがこの世に登場したのは二〇〇七年らしいのですが、われわれがわりと使うようになったのはちょうど二〇一〇年前後だったでしょうか、そういうネット環境が急速に展開していく中で、この安全安心環境が揺さぶられてきて、自分自身も含めて、全体的にある種の自己愛的な活動が増えたなあなどと、思いながら聞いていました。

岩垂　震災の後とかって、先生の考えとかなにか変わりましたか。

小平　今思うと、震災のときに何かに駆られるように動いたということもあるのだけど、一方で「そういうことをしている自分」を発信することで満たされるなにかが、確かにあったのかなという気もします。臨床でいうとトラウマ概念が発展してきて、世界からいろいろなEBTが輸入されだして、溢れるように入ってきた時代でしたよね。また私自身は職場が変わった一〇年でもあったので、いろいろな意味で変化の一〇年でした。

岩垂　コロナ禍についてはどうですか。

小平　災害は安全環境が崩れてしまうんだけど、災害後にみんなで結束していくような反応も多かったように思うのだけれど、コロナってずっと孤立状態がつづいているように感じていて。ただウェブでつながったりしたっていう、新しい関係性も出てきた素になる大きなイベントだったとも感じています。

岩垂　渡部先生、グループの中ではコロナ禍とか、どんな感じで集団療法とか、対応じゃないけれど考えてらっしゃるんですか。集団療法の立場でコロナ禍っていうのは、どういうふうな……。

渡部　一つは一対一の個人精神療法もしにくくなって、オンラインでやるとかね。グループもやっぱり一時期はやらないで、「Ｚｏｏｍとかそういうのがあるんだ」みたいな感じで、ようやくやり始めるみたいな感じだけど、でも子どもでＺｏｏｍを使ってグループをやるというのも、言葉が悪いけれどいろいろなことが面倒で、まだ使っていないんですけどね。なにかやりにくいなという感じはして、手つかずみたいな感じですね。コロナのことでは何て言ったらいいんだろう、ワクチンが重症化を防ぐって言われていても、あまり信用しないと言うとよくないかもしれないけど信じなくなっちゃったりとか、高齢の方からワクチンを打っていって、子どもたちがわりと後回しみたいになったりして、子どもたちがどんなふうに感じているのかなって……。最近思うのは、「こんなはずじゃないのになあ」みたいな感じが、子どもたちの中に蔓延化していかなきゃいいなと思います。本当だったら卒業式できたのに、本当だったら修学旅行に行けたのに、こんなはずじゃないのに、なにか白昼夢を見ているみたいな感じにす~っと過ぎて現実感がなく、周りと関わりが少なくなっちゃう、そんな感じが若者の中に蔓延化していったらいやだなみたいな感じはしているんですけどね。

あとは、震災とか戦争とか感染症とかとなると、自分が勉強してきた精神分析とか集団療法とかが本当にこの先安心して続けられるのかなみたいな感じにも、ちょっとなったりしますけどね。

それから、日本のいろいろな脆弱さみたいなものがちょっと見えたりもしたかなという。保健所がすごく大変になっちゃったり、意外とパソコンじゃなくってＦＡＸでやり取りしていて大変だったり、そのあたりの大変さとかですね。あと原発の燃料デブリを取り出すのは実はイギリス系のロボットだったりとかね、なにかいろいろなことで結構日本って弱くなっちゃってるな、みたいな感じが私の中で強くなっていますね。結局最後はね、森保ジャパンみたいに神風特攻隊みたいな戦い方で乗り切るみたいなことしかできないのかなみたいな、そんな感じにちょっとなっちゃった。

岩垂　最近、外来のグループとかだとマスクをして、その上にフェイスガードしてやるんですよね。でもフェイスガードはどんどん曇ってくるし、マスクもしているから声も聞こえづらいし、誰が誰だかわからないような環境で、実際に集まってもすごく距離があるっていうか、外来の場でもビニールシートがあってやっぱり声が聞こえづらくなっちゃって、声が聞こえづらいと聞き返すことが多くなっちゃって、微妙に相手をイラっとさせちゃうとか。ちょっとしたところで臨床が、やりづらくなっているなっていうのはあると思うんですよね。

小平　「こんなはずじゃなかった」とか、「こんなの変だよね」って思えている人は、以前の記憶がはっきりとある人ですよね。年齢いっている人ほどそう思うんでしょうけど、これが当たり前の生活をしている子どもたちも生まれてきているんですよね。最近では乳幼児健診などでも発達の遅れが増えているんだという報告や、それに絡んだ論文[4]なんかも出てきてると思うんですけど、われわれがイレギュラーだと思っている状況がレギュラーな中で暮らしている子どもたちは、われわれの時代の当たり前が当たり前に体験できるのでしょうか？　実はこれから検証していかなければならない問題なのかなっていう感じがしています。それを変だよねって思わない人たちとどう付き合うのか。

岩垂　今の子はずっとマスクをしているから、マスクを外すのをいやがるっていうか。

小平　恥ずかしいとか、怖いとかね。

岩垂　そういう子たちが、どういう発達をしていくのかっていうのがありますね。たぶん、急にみんな外す流れにならないと思うので。

小平　昔を知っている人は昔に戻ろうとするだろうけど、マスクが当たり前だと思っている子どもからすると、もしかしたら「急に裸で学校の廊下を歩きなさい」って言われるのに近いような感覚になってしまうのかもしれない。想像ができない範囲のことだなと思っています。

岩垂　表情があまりわからないですよね、マスクをしていると。そこは、時を経ないとわからないですよね。中三くらいの子は、入学式とかコロナ禍でできていない子が多かったり、たぶん幼稚園生くらいのときは東日本大震災があったりして、そういった子たちがどういう育ちをしているのかっていうのが、興味深いなって個人的には思っています。

齊藤　急に顔をさらすようになることで、なにかガードがいっぺんに下がってしまうような感覚、危機というかクライシスを誰もが経験することになると思うけど、そのことによる脆弱性の最も高い年代が思春期の子ども、特に女子じゃないかと思うんです。あの年代の女子がマスクをしないのが当たり前と思えるようになるまでの過程で、たとえば醜形恐怖のような他者との関係性をめぐる病理現象と遭遇することになっても、そんなに不自然ではないと感じています。つい先日のテレビ番組で「卒業式でいきなりマスクを取るなんて、信じられない！」と言っている中三の女子がインタビューを受けていました。それが思春期年代の子ども、特

小平　に女子の自然な感情なのだろうなと納得しましたね。
一方で思うのが、最近お寿司屋さんでいたずらした動画をネットに流しちゃって、賠償請求されている事件みたく、普通は絶対見せなくていいことまで見せちゃう子たちも結構増えているじゃないですか。他人と自分の境目がきついんだか、緩いんだか、わからないというすごく不思議な世界。昭和の人間からすると、どんな気持ちで生きているのかなと思ったりするんですけど。

齊藤　バウンダリー（境界）の障害ですか？

小平　ある意味のバウンダリーなのでしょうか？　ファジー状態みたいな感じもしますよね。

齊藤　緩いのか曖昧なのか、どっちだろう。

岩垂　緩いのかな、きついのかな？　わからなくなってきた。

齊藤　バウンダリーがきついならきついところから、徐々に緩ませていくというプロセスは適応的なものなのだと思いますね。自他のバウンダリーに対する過敏さが、きついんだか、緩いんだかわからないような曖昧さ、おそらくこちらの方が病理性は高そうな感じがする。児童精神科医はそういう子どもと向かい合うことになるんだろうな、おそらく。
本当にバウンダリーだけじゃなくて、ベース（基盤）が曖昧になっちゃっているような子どもが実際には一番傷ついているんですよね。コロナ禍も地震のような災害も、そして戦争もそうだと思うんですが、人間が物心ついて以降、必然的に抱えることになる漠然とした不安を、一挙に膨らませ爆発させるような出来事なのだと思うんです。なかったものがそこで初めて生まれるんじゃなく、私たちが生まれてからずっと、多かれ少なかれ抱えてきた不安、あるいはそれに近い感情が疫病や災害、あるいは戦争によって、うまく収められていたはずのカプセルの殻を破って表面に出てくるんですね。

ちょっと話がずれてしまいますが、現在よく耳にする「安心安全」という言葉が私はあまり好きになれないんです。何かそう言っておけばいいといった煙に巻くような言葉に感じてしまう。たとえば「安全に基づく安心」とか言ってくれればすこしは論理性を感じられるし、何を言っているかわかる気がしますが。「安心安全」と言った途端に、そこには安心安全は人間が生来持って生まれてくるもの、あるいは誰もが与えられるべきものというような根拠のない思い込みを押し付けられているような感覚に襲われます。じゃあ、コロナ禍で感じているこの漠とした不安は、それ自体が異常だと言うのかといった気持ちになるのです。安心安全という言葉は、本当に不安な人やパニックに襲われている人の心には響かない表面的な言葉なのではないかと。せめて安心と安全を分けて、たとえば「まず安全確保しましょう、そうしたら少しは安心できるかもしれません」といった表現を臨床家は使うべきではないのでしょうか。そういう意味でも、行政と一緒になって「安心安全！」と標語を叫ぶように繰り返す専門家には臨床家として違和感を感じます。

小平　その辺は、トラウマ臨床の専門家たちは、安心と安全は完全に分けていますよね。

齊藤　それが正しいよね、絶対に。無理やり押し付けられている感じがするんですよ、どうしても。安心安全をあなたが奪ったんです、みたいに言われてるようなね。あるいは過度に他罰化して、自分の関わりみたいなものを無視してしまうっていうような傾向にうまく乗っかった言葉なんだろうなという感じがしてしまいます。

戦争のなかった時代、日本で言えば太平洋戦争の敗戦後七〇～八〇年が経とうとしている現在までの時間がそれにあたるのでしょうね。この時間は日本人にとって戦争を身近に感じない稀有な時代だったのでしょうが、日本の周りでは朝鮮戦争やベトナム戦争などいくつもの戦争が起きていたのが現実ですよね。戦争のない時代は理想だけれど、なかなか人類が手にできないものの一つであることも事実です。辛いですけど、そういう中で生きながら、そこで傷つく人間を、目の前に現れたそういう人たちに対して微力ではあっても、どうやって救いの手を差し伸べることができるか、これがいま私たちが問われているのですよね。

先ほど話題になった災害と自己愛の関連ですが、私はちょっとわかるような気がするんです。災害って被災地の当事者は当然のこと、支援に駆けつけた人たちも皆がアドレナリンシャワーを浴びながら現れる。そうするとどうしても自己愛的になるし、「私っていいことやってるぞ」「私が助けている」といった万能感みたいな気持ちを持たないとやっていられないですよね。それがダメというのではなく、一時は必要なものなんだけど、そこで燃え上がった自己愛的な万能感を自らどう鎮めるかという内的な取り組みに失敗すると、今度は支援者自体の心が病んでいくように思えます。この自己愛の扱いっていうのは、本当に人間一人ひとりにとって手強い課題であり、児童精神科医も精神科医もそれに関わる仕事をしていながら、一方では自分自身の課題でもありますよね。災害時や戦争ということとは離れちゃうかもしれませんが、そんなふうに思って今皆さんの話を聞いてました。難しい課題ですね、これは。

小平 一つ最近不思議に思っているんですが、ウクライナの今回の戦争は何でこんなにみんなの気持ちを大きく揺らしてるのかと。齊藤先生もおっしゃったように戦争は湾岸戦争もあったし、定期的に起きてるわけじゃないですか。コロナの後だからっていうのもあるのかなと思うんですけど、特別なインパクトがあるなと感じていて……。

齊藤 なんだろうね。ヨーロッパにとってはウクライナ一国の出来事ではなくて、自分たちのすぐそばで起きている危機なんだろうけど……。ウクライナは遠いけど、日本にとってもすぐそこで起きている危機ですよね、ロシアは海一つ隔てただけのお隣さんですから。

岩垂 やっぱり隣接してるのはありますよね。

齊藤　今回の戦争はロシアには悪いけど、悪玉と善玉がものすごくくっきり別れて見える、そういう時代に起きた出来事なのだと思いましたね。自由の側にいるウクライナとダークサイドにいるロシアみたいに、二分して受け取りやすい世界情勢があるのかもしれない。国連がウクライナには入れこみ、アフリカやアジアや中南米の結構多くの国で同じような紛争や戦争がこれまでずっと起きているのに、今回のウクライナほどには入れこんでくれなかったと感じているそれらの国々が国連の決議で棄権や白票を入れているというのは、そんな違和感の表明ですよね。

小平　私は逆に国連の「常任理事国」という、この世界の秩序を一応作っていたはずの国が「こんなことをしちゃったんだ」って思ったときに、われわれのある意味の世界の秩序が崩壊したのかなと思って、ウクライナ戦争を見ていました。

最近、親に何か注意されると、キレて「虐待だ～！」とか言って親に激しく噛みつくんだけれども苦しそうな子も結構多いじゃないですか？　親のしつけがひどい家は今までだってたくさんあったんだと思うんですけど、そこまで家庭全体が崩壊してはいなかったというか。もちろん虐待に関しての教育を子どもたちにしていくことは臨床的にとても大事なんだけど、「親はそういうことするもんだ」という事実が急速に展開したことで、なにか秩序立った世界が崩壊してしまったような感じなのかなと。そういう秩序の急速な崩壊という点で似ているなと思いました。

岩垂　なにか世界の秩序が変わっちゃうかもしれないという不安というのがあって、それが始まったら流れとして、中国が台湾に来ちゃうじゃないかとか、いろいろなことが雪崩式に起こっちゃうんじゃないかみたいな不安は、あるかもしれないですね。

小平　そうですよね、秩序の崩壊みたいな。

齊藤　信じる物がなくなっちゃった。何にも信じられないみたいな感じを持たせる時代ではあるよね。

小平　テレビで「警察24時」みたいな番組でパトカーがサイレンを鳴らして、警察が悪者を捕まえに行く番組ってときどきあるじゃないですか。児童相談所の一時保護所とかに入ってる子は結構あの番組が大好きらしく、見入っているそうです。やっぱり秩序は大事なんだろうなって、そういう話を聞くと思いますよね。警察がいい人たちとは限らないかもしれないのだけれど（笑）。

渡部　リアルタイムで攻撃してね、殺されたりするのが見えちゃったりするわけなんだからね。それも止められないっていうかね。私が中学生のころ、南アフリカの人権保護の人が虐殺されたとかってニュースを、一カ月後ぐらいに新聞の記事で読んだりっていうのと全然違うなっていうのがね。

■児童精神科医療を志す人たちへ

岩垂　本の締めとして、児童精神科医療を志す人たちになにかメッセージを、それぞれの先生にお願いしたいんですけど。私から言わせていただくとしたら、今回のラウンドテーブルトークの中でもいろいろ出てきたんですけど、とにかく人とのつながりを保って、それを続けていくことがすごく大事なのかなって。そういうことでしか臨床は続けていけないだろうし、同時に子どもとか親もつながりを保ってその中でやっていくことでしか良くなっていかないのかなと考えているので、とにかく仲間をたくさん作ってくださいということを私としては伝えたいです。小平先生からお願いします。

小平　このあいだ割と若くてすごく頭のいい人なんだろうなと思うお医者さんたちと話す機会があって。時代なんだとは思うんですが、抑うつ感とか不安感とか自閉性を、いろいろな評価尺度で評価した点数で話すのが当たり前になっていて、私はびっくりしてしまいました。そういうことを客観的にしていく時代だから、それはそれで大事なんだろうと思うんだけれど一方で、「そういう尺度では点数化されないこともたくさんあるよな」とも思った次第です。そんな教育を受けていないからかもしれないけど、点数化されていないけど、目の前で起きていることを見るという視点もバランス的には大事なのかなとは思っています。あとは、さっきの話じゃないですけど大重君の言葉を借りるならば「半歩前」というか、相手に敬意を持って共同していけるということ。臨床としての医学知識だけじゃなくて、臨床の組み合わせが大事なのかなと、この歳になると思います。

渡部 私は児童精神科の最終目標は、ある程度働いてちゃんと税金を払ってもらうようになってもらえたらいいかなと思っていて、それのために生きていく術みたいなものを教えていってあげたり、考えていってあげたり、そういうことが大事なのかなと思ってるんですけどね。生活保護のお家だったら、次の代は生活保護にならないようにとか、あと世代間伝達みたいなDVの家族の中だったら今度はDVの男性を選ばないとか、アルコール依存症の男性を選ばないとか、そんなふうなことを考えていけたらいいのかなとか、最近思っているんです。だんだん、死して屍拾うものなしみたいな世界になりつつあるので、どう生きていくかっていうのを一緒に考えていくっていうのは大事なのかなと、そんなふうに思っています。

齊藤 伝えたいことの一つは子どもの精神疾患に関する関心というだけじゃ、児童精神科医って自分自身の心がもたないんじゃないかなと感じているので、若い児童精神科医には病気の関心に加えてもっと一般的に子どもの心だとか、それがどう発達していくのかとか、そういうことに興味を持って探求していってほしいですね。そして、そういう基盤の上に立って、もう一度「心が病む」とはどういうことなのかと考えてほしいです。そのうえで、コツコツと臨床実践を重ねていってほしい、そしてそこから結晶化してくる子ども観や疾患論を探求していってほしいと思っています。

そしてもう一つ、それと横並びで伝えたいと思うのは、いわば医師として児童精神科医として仕事をしたり生活をしている自分が持っている自己愛を見つめ続け、その自己愛を調整できる、あるいは管理できる、そんな主体として生きようとしてほしいということです。完全になんてできっこないけれど、でもやっぱり自分の自己愛を対象化できる視点をもった児童精神科医に育ってほしいと思っているんです。医師の側は治療だと思っても、結果として子どもや家族を振り回し、追い詰め、家族の結びつきを壊してしまうような児童精神科医にならないためにも、いつもどこかで自分自身が万能感に煽られていないだろうか、結局は自分の自己愛を守るために仕事をしていないだろうかと自己を見つめる視点を、ぜひ育んでいってほしいですね。

この二つかな。私が児童精神科医を志す若い人にいま伝えたいことは。

【文献】

（1）AMBIT：Anna Freud Centre.（n.d.）（https://www.annafreud.org/clinical-support-and-services/adaptive-mentalization-based-integrative-treatment-ambit/［二〇二三年六月一一日閲覧］）

（２）高木俊介（二〇二二）対人支援のダイアローグ―オープンダイアローグ、未来語りのダイアローグ、そして民主主義．金剛出版．
（３）飛鳥井望、神田橋條治、高木俊介、原田誠一（二〇二二）複雑性PTSDとは何か―四人の精神科医の座談会とエッセイ．金剛出版．
（４）Susan Byrne et al.（2023）Social communication skill attainment in babies born during the COVID-19 pandemic : A birth cohort study. Arch Dis Child. 108（1）; 20-24.

4　ラウンドテーブルトークを終えて

私を支えてくれたもの

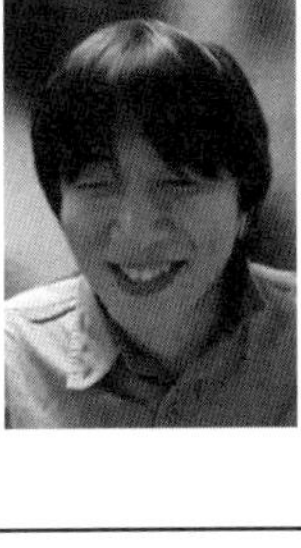

岩垂喜貴

ラウンドテーブルトーク本文にも述べられていることではあるが、私たち四人が同じ国府台病院児童精神科の臨床の場で働いていた期間は二〇〇〇年代半ばから二〇一〇年代半ばの一〇年程の期間であったかと思う。四〇床ほどの開放病棟を有している児童精神科の臨床現場であり、常勤児童精神科医はレジデントを含めて十数名ほど在籍していた。レジデントの医師は三年程の研修期間を終えると、また新しいレジデントの先生が四月にやってくるという、今となって振り返ると非常に恵まれた環境下での臨床現場であった。さらに恵まれていたのは私と同世代の医師が常勤医師・レジデントの先生を含めとても多かったということだ。

そんな状況の中での臨床は順風満帆で素晴らしいものであったかというと、とてもそんなことはなかった。朝の病棟カンファレンスが終了し外来が始まるとエンドレスで一九～二〇時頃まで続き（渡部京太先生の外来は二一時過ぎまでやっていることもまれではなかった）、それから病棟に行って子どもたちと面接をし、ほぼエネルギーがない状態で医局へ帰るのだった。自身が行っていた臨床も迷いと後悔の連続でそこに達成感や充実感があったかというととてもそんなことはなく、自信をもって自身が臨床をできたことがあったか？　というとまったくなかったと断言できるほどであった。外来がない日も大体同じような仕事の状態だったし、土日祝日に保護者面談をすることもまれではなかった（そういった働き方は決して良いものとはいえない。時代遅れでこれからの世代へ受け継がれていくべきものではないと思う）。

そんな状況下で一応の仕事が終わり夜遅く医局へ帰り、ぐったりと椅子に座って茫然としていると大体二～三人の医師が同じような状態でその場にいることに気づくのだった。しばらくすると誰からともなく、入院や外来症例（子どもたちやその保護者）の経過を中心に臨床についての話題がポツリポツリと独り言のようにはじまるのだった。その会話は明確な回答を求めるものでなく、ただ単に仲間に聞いてもらっているという感覚があるものだった。実際に明確な解決可能な問題などはほとんどなく、もやもやした感覚しか残らないというのは、児童精神科臨床ではよくあることだろう。無力感溢れる内容を誰かが呟くように話し、そして周囲はしんみりと聞くのだった。

一日の終わりに同じような経験をしている者同士（戦友）でないと、その対話は成立しなかっただろう。私は仲間（戦友）の話を聞きながら、自身の中にも同じような無力感を感じそして励まされるのだった。そして自分の立場からの話を語り、癒やされるのだった。

その事象は一日の終わりに焚き火を囲み、ポツリポツリと語りあう戦友たち（そんなカッコ良いものでもないが）が集まる光景にも感じられた。ただその場にいて時間を共有するだけで、私は明日に備えることができたのだ。加えると経験豊富な仲間（戦友）が齊藤万比古先生であったのはいうまでもない。そのような場にいつも齊藤先生がいたというわけではなかったが、ときどき仲間に入ってきてくれては（その多くは飲み会だったかもしれない）大きな示唆を与えてくれる発言をしてくれたりするのだった。そして時折、本当にくだらない馬鹿話をして、夜中なのに皆で大笑いしていたこともあったのも大事な事柄であった。

このような場が自分自身にあったからこそ、自分は児童精神科臨床の場で働き続けることができたのだろうと今でも強く思っている。コメディカルを含めた仲間なくして、一人で児童精神科臨床を続けられる自信はまったくないと言っていいし、誰であれ不可能だろう。それは今現在の臨床においてもそうだと考えている。

今回ラウンドテーブルトークを終えて、そしてその録音テープを聴き、書き起こし原稿を読んで自分に蘇ってきたのは上記のような感覚だった。このラウンドテーブルトーク内で一〇年程前に国府台病院児童精神科の医局内で夜に繰り広げられていた対話の雰囲気の一部が再現できたのではないか？　と私は考えている。加えて児童精神科の成書や論文や治療プロトコールには決して書かれていないような理論と臨床の隙間を埋めるような内容が、ラウンドテーブルトーク内にちりばめられていたのではないだろうか。そして、その内容は地道に児童精神科臨床をやっている人々に、少しばかりの自信と勇気と明日への臨床の活力を与えてくれるような内容ともなっているのではなかろうかと自負している。

同じ職場で働いていた時代から微妙に異なる臨床現場で働き一〇年ほど経過した状態で集まり、このような対話（ラウンドテーブルトーク）ができたことにも大きな意味があると思いました。齊藤先生、渡部先生、小平先生ありがとうございました。

「コウノダイ」の同僚たちと共有する「モノ」

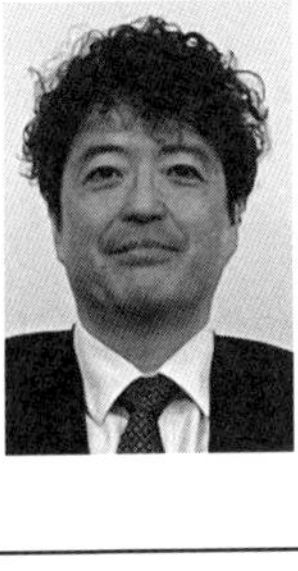

小平雅基

まず今回、岩垂先生から自分の師匠である齊藤先生や兄弟子の渡部先生とラウンドテーブルトークする機会を与えてもらえたことに、心から感謝を申し上げます。もう国府台病院を去って一〇年の月日が経っているので、普段の暮らしのなかでは取り立てて意識をしている訳ではないのですが、それでも自己紹介をするときに「国府台の」と自分の所属を言い間違えてしまうことがあります。よって意識はしていないものの、「コウノダイ」というものは、言葉なのか、音なのか、イメージなのか、記憶なのかは定まらないのですが、自分の心の底に常に確かに在るものなのだろうと確信しているのもまた事実です。その国府台で時代を共にした仲間たちと過去から現在に至る臨床感を共有する機会を持てたことは、五〇代を迎えた自分の人生における僥倖だと感じています。

今回のラウンドテーブルトークを終えて、忘れていたエピソードが思いのほか次々と思い出されました。懐かしい記憶のすべてが良き思い出であるはずもなく、むしろ思い出せば自分の記憶の奥に抑え込んでいたさまざまな痛みのある記憶も浮かんできます。しかしそのような痛い体験をした後に、お茶のみ話、酒飲み話的なものが中心ではありましたが、なんども体験を共有してくれた同僚たちが居たからこそ、これまで進んでこれたのだと思い、仲間こそが自分に取ってのアタッチメント対象だったのだと改めて意識し直しました。人生の発達という視点から見れば、アタッチメントが安定的になることで自律性が上がっていき、競争に耐えられる力を高め、アイデンティティが形成されていくというのがステップのようなので、今回の仲間たちがそれぞれ別の職場で新しいチームを作り、システムを構築していっているのは必然なのでしょう。

また痛みのある記憶がいろいろと想起されるのと同時に、齊藤先生を囲んで飲んで語らった場面に始まり、出張先での楽しかった風景、また風呂場で無邪気に退行して盛り上がった記憶など、ポジティブな感情に伴う記憶もやはり思い出されます。そのような温かみのある雰囲気や互恵的な関係性もまた仲間の大事な要素なのだとも思います。児童精神科入院治療へ一緒に向き合った体験を土台にして、それぞれが興味を持つ別々なことへと活動を広げていった二〇年でした。最近『Blue Giant』という漫画が結構お気に入りで読んでいるのですが、その主人公がジャズバンドを組もうとメンバーを探しているときに、友人からどんな人間を探しているのかと尋ねられたシーンがあります。そのときに彼はメンバーの条件として「僕と違うモノをたくさん持っている」ことと「僕と同じモノを少し持ってる」ことを挙げています（石塚真一著『Blue Giant Supreme』二巻、小学館）。個人的にこのシーンに妙に共感していたのですが、国府台での体験を共有しながら全国で頑張っている元同僚たち（今回の三人以外の仲間たちも含めて）の活躍を願っている自分がいるのかなとも連想しました。

他の診療科も同様だとは思いますが、とりわけ児童精神科の臨床では、医師個人のタレントだけで診療をしていけるということは、まず考えにくいように思います。なので、児童精神科の診療を提供しようとすれば、自ずと掲げた理念を共有する職場の仲間が必要になります。このとりわけ〝理念〟が大事であるという点も児童精神科らしい気がします。国府台を離れた自分が、新しい職場で仲間に恵まれ、新しい理念を掲げたこともまた自分なりの展開でした。日々の業務に追われるとつい忘れがちな理念ですし、そもそもリスペクトすべき職場の仲間に対して失礼なことをしてしまいがちな自分ではあるのですが、今回のラウンドテーブルトークで昔を振り返ったら現在の自分の職場の仲間への感謝と申し訳なさが妙に強まったというのもまた新しい気づきでした。

二〇二〇年代に入って、児童精神科領域は大きな変換期に入ってきたと個人的には感じています。全国の「子どものこころの専門医」は増加傾向ではありますが、心の問題を抱えた子どもの数の急増とその問題の質の変化の速度に比べると、乖離傾向は正直強まってきているように感じています。この二〇年くらいで大分定着してきた神経発達症臨床もまだまだ広がっていかなければいけませんが、一方で「神経発達症以外は診ません」という医療機関も大分増えてきている状況もあります。そのような医療体制のなか、逆境的な体験をして将来に希望が持てなくなっている子どもの親たちから「やっと病院にかかったのに、診てもらえなかった」という話もよく聞きます。こういった子どもの問題が神経発達症と切り分けられる問題なのか、冷静に児童精神科医たちは考えなければいけないように思っています。自らの身体を傷つけたり、風邪薬を大量に飲んだりして辛い記憶と付き合い、そして自分の思いを暴言暴力でしか表現できないけれど、それでも生き延びようとしている子どもたちに、児童精神科診療は十分に寄与できているのか、などと。自分自身足らないことばかりなので、まだまだ寄与できているとは言えないのですが、「僕と同じモノを少し持ってる」仲間と支え合いながら、「僕と違うモノをたくさん持っている」人たちに教わりながら、進んで行ければいいのかなどと考えました。徒然なるままに思い浮かんだことを書いてみましたが、改めてこのような機会に恵まれたことに感謝申し上げます。

再び児童思春期病棟の仕事にもどりました。

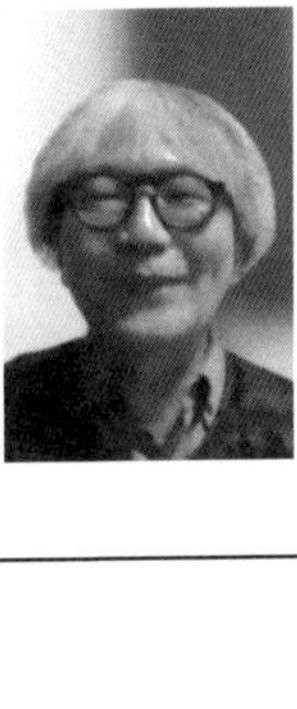

渡部京太

ラウンドテーブルトークが始まったのは、群馬病院の児童思春期病棟・外来棟がオープンになる三カ月ぐらい前だったと思う。オープンに向けての準備で落としていることがないかどうかが気にかかる時期だった。正直に言うと、しばらく療育センターでの外来中心の診療を行っていたために、自分自身の入院治療の感覚が錆びついてしまっていないかということも気にかかっていた。もう一つ大きな課題は、新たにオープンする児童思春期病棟・外来棟に配属されるスタッフの教育のことも気を配らなくてはならない。教育というよりは、スタッフとの共通の基盤をどう固めていくかということにかかっているように感じていた。しくじりは許されない状況である。群馬病院の児童思春期病棟・外来棟の共通基盤になりそうなものは、〝精神分析的な発達理論〟、そして〝グループ〟だった。そのような時期でのラウンドテーブルトークだった。

国府台病院児童精神科で齊藤万比古先生から指導を受けていた小平雅基先生、私、岩垂喜貴先生という三人は、この順番で国府台病院を離れた。そして、それぞれの場所で始めたことを持ち寄って、これからの児童精神医学の領域で何が大切になっていくかを情報交換し、議論をしていった。不思議なもので、国府台病院で一緒に働いていた頃よりも、もっと気の置けない関係になっていたように思う。

いざ、ラウンドテーブルトークで話しているうちに思い出されてくることといえば、ひどい家庭内暴力の子どもを入院させるとき……病棟で暴れだした子どもを鎮静するとき……神経性無食欲症の子どもがじりじりと体重を減らしていくとき……子どもが自傷行為を繰り返すとき……、そのような修羅場の場面ばかりだった。修羅場の中でも、いちばん思い出したくないことは、患者の自殺だ。精神科医になって初めて自殺した患者を経験したのは、国府台病院にいたときだった。その当時の私は児童精神科の常勤医になったばかりで、いたたまれない気落ちが強かった。自殺した患者の葬儀には、齊藤先生はご一緒してくださった。あのときに齊藤先生がご一緒してくださらなかったら、私は児童精神科医を続けられていただろうか?

このようなこともあった。病棟で子どもが暴れだしたときには、そこはやはり病棟の責任者は先頭に立たないといけないだろう……まあ、緊張する場面だ……突入したときに子どもは尿器に貯めた尿を投げつけてきた。私をかばうように先頭に立った医師は、その尿や尿器を見事な運動神経を発揮してかわし、尿および尿器は私を直撃した。だが、そのようなことにはかまっていられない。子どもを無事に鎮静することに成功した。あるときにカウチに横になった私は治療者にこのようなことを話した。治療者は、「子どもを守り育てるための治療者、治療スタッフのしっかりとしたチームワークがあったのでしょう。あなたは、そういうチームをこれからも作っていきたいと思っているのでしょう」といったことを伝えられた。チームワークか……チームワークというとありふれた言葉である。チームがワーク（作業）をしていくときには、さまざまな困難がつきまとう。精神分析家であるビオンは、ワークグループと基底想定（basic assumption）を見出した。ワークグループという言葉は、グループを構成するメンバーのことを指しているのではなく、グループ自体を観察し、感情を吐き出すのではなくコンテインし、それについて語ろうとするグループである。また、最近紹介されるようになってきたメンタライジング・アプローチでも、いつもメンタライジングがうまくいくというわけではなく、非メンタライジング・モードに陥ってしまう。

さて、群馬病院の児童思春期病棟・外来棟がオープンして六カ月が過ぎた。児童思春期病棟はおおよそ四～五カ月で回転させることを想定して入院治療プログラムを組み立てた。入院した子どもは、午前は病院内学級で学習し、午後は部活動と称する集団活動療法に参加する。活動療法の構造は、ビオンが行った第一次ノースフィールドの実験を参考にしている。活動療法の進め方は、①治療上の理由がない限り、全員が一つ以上の部活動に所属する、②入りたいグループがない、そのほかの理由で既存の部活動に入れない場合でも希望すれば誰でも新しい部活動を始めることができる、③部活動に参加できないときは静養室に行く。静養室では看護スタッフの見守りのもとで過ごすといったことである。部活動が活発になっていったら外来治療に移行し、活動療法がいずれデイ・トリートメントへと広がっていったらよいと考えている。

ビオンが行った第一次ノースフィールドの実験は六週間で突然打ち切られたが、群馬病院の児童思春期病棟はたいへんなことを乗り越えながら存続している。自分が拠って立つ治療理論や治療技法を見つけ出すこと、そしてさまざまな立場から議論できる仲間を作ることが、治療者の成長には必要だと思う。ラウンドテーブルトークでご一緒した先生方、今まで一緒に働いた方々に深く感謝申し上げたいと思う。

人心は山川より険しく天を知るより難し

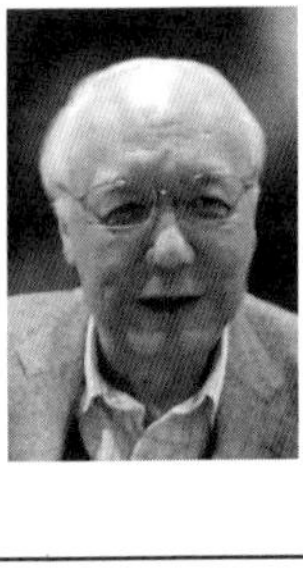

齊藤万比古

本書は『児童精神科入院治療の実際』（金剛出版、二〇二二）の上梓を機に開催された岩垂喜貴氏と私のトークイベントでの対談と、そしてその後に本書出版のお話をいただいて渡部京太、小平雅基両氏が加わった四人による、三回にわたって実施したラウンドテーブルトーク（座談会）の記録をまとめたものである。それには『児童精神科入院治療の実際』の準備から上梓、そしてその後の対談と座談会、そしてその文章化といった一連の作業を終えるのにかれこれ二年ほどの時間が必要であった。それを終えるにあたり達成感はもちろんであるが、その一方でなにやら脱力感を感じずにはいられない。それは充実した会話に入れ込んだ故なのか、過去を振り返った故の憂鬱なのか、それともそれらの果てに達する寂とした孤独なのか。

いずれにしても過去を振り返り、それを現在と照合し、この先を展望するという作業は一人で臨もうと、多くの人間で取り組もうと、どこかでこの醒めた寂寞を避けがたいものなのだろう。

このように語り始めると、この対談と座談会の内容は何かと戸惑う読者もおられるのではないだろうか。しかし、この計四回にわたる対談と座談会ではそれぞれがかなりの熱を帯びた議論を交わすことができたことは確かであり、私も現時点で感じていること、考えていることを全力で語ることができたと思っている。私以外の討論者も私自身もそれぞれに自身の児童精神科臨床との出会いから語り起こし、その過程を振り返りながら、そこで経験していた悩みや迷い、そして希望について非常に率直に語りあった。直接そこで語られているのは児童精神科臨床のいくつかの局面や、そこに適用すべき介入技法や支援法の考え方、さらには現在の児童精神科臨床が向かうべき方向などについての各自の実践から得た考えであり、同じ時間を共にしたという感傷を越えて、各自がそれぞれに模索し実践してきたことの独自性とそこに至る異なった道程に対する誇りを持った主張でもある。

今回の対談や座談会を通して私たちは多くの臨床的な課題について話し合った。とりわけ入院治療を必要とするような困難な課題を背負った子どもの治療に関わることで生じるさまざまな問題や課題に全員が注目した。現在私は相談機関と精神科クリニックでの診療および相談に従事しており、それ以外に数カ所の児童精神科入院病棟を持つ病院と児童心理治療施設のケース検討に関わっており、両者を併せることで何とか臨床感覚を失わないよう私なりに努力しているつもりではある。その感覚からしても入院治療に占める自閉スペクトラム症や注意欠如・多動症を中心とする神経発達症群の子どもと、各種の児童虐待の被害体験を持った子ども、そしてその両者を併存する子どもが急激に増えているのは間違いないと感じている。こうした子どもの入院治療は私が児童精神科臨床に興味を持って訓練を受けた半世紀ほど以前の児童精神科の常識では到底対応できない要素を沢山含んでおり、その症状形成をめぐる精神病理学的な理解も、発達論的な理解も、そしてそれらに基づく治療論もこうした子どもの状態像の変化に対応して変化することを求められていると考える。今回の対談と座談会でもこうした課題について嫌でも触れることになったが、私の印象としてはその糸口に踏み込んだ段階であり、今後もそれぞれにこの課題を追求し深めていかねばならないのだろうと感じている。

私にとって渡部、小平、岩垂の三氏はそれぞれに国立精神・神経センター国府台病院（現在の国立国際医療研究センター国府台病院）の児童精神科で二〇〇〇年代の一〇年前後の時間を共有した児童精神科臨床の大切な仲間であり、しかもその後二〇一〇年前後から国府台病院を離れ、それぞれに独自の道を歩いているという点で共通する臨床家である。こうした事情で、それぞれが児童精神科医として歩んできた道程で、たくさんの臨床上の交流や個人的な交流の記憶を共有しており、その後の独自の歩みを含めその考えの基盤は互いになじみ深いものである。そうであればこそ、この議論を通じてそれぞれの臨床経験の光のあたる部分へのプライドだけでなく、それぞれが抱えた臨床家としての哀しさを感じあっていたのではないかと私は記しておきたいのである。この対談と座談会を通じて何を話したか以上に、私にはこの感情を持ったことが大切なことに思えてならない。臨床家として光だけで生き抜くことは、希望ではあってもけっしてかなわぬ夢幻にすぎず、臨床の道はたくさんの子どもやその家族の流した涙、そして流せぬ涙を全身に浴びることを避けては通れぬものである。そして、その場にあってなお無力な自分、さらには不誠実な自分に直面し、悔し涙を流す内的体験も臨床家は避けて通ることができない。だからこそ臨床家は光を

見つつ、いつもどこかで哀しいのである。本書の対談および座談を終えるにあたり、臨床家は治療の光の部分だけでなくこの哀しみを抱えることから逃げずにいる「人」でなければならないと改めて思った。

本書は、こうした形式の書籍として世に出そうと考え、それが少しずつ形になっていくのを辛抱強く支えてくれた金剛出版の梅田光恵氏の存在なくしては世に出ることはなく、上記のような感情体験を私が得ることもかなわなかっただろう。末尾となったが梅田氏に心から感謝の意を表したい。

（小題の出典は「『荘子』列禦寇」の孔子の言葉の一部）

齊藤万比古（さいとう・かずひこ）

1975年3月　千葉大学医学部卒業
1979年7月　国立国府台病院児童精神科
1999年4月　国立精神・神経センター 国府台病院 心理・指導部長
2003年4月　国立精神・神経センター 精神保健研究所 児童 思春期精神保健部長
2006年5月　国立精神・神経センター 国府台病院 リハビリテーション部長
2008年4月　国立国際医療センター 国府台病院 第二病棟部長
2010年4月　独立行政法人国立国際医療研究センター 国府台病院 精神科部門診療部長
2013年4月　恩賜財団母子愛育会総合母子保健センター 愛育病院 小児精神保健科部長
2015年4月　恩賜財団母子愛育会 愛育研究所 児童福祉・精神保健研究部部長，愛育相談所所長
2023年9月　現職：総合母子保健センター 愛育研究所 顧問，青渓会駒木野病院 顧問（2013年～），翠松会松戸東口たけだメンタルクリニック 医師（2018年～）

所属学会・資格

日本児童青年精神医学会名誉会員・元理事長，日本ADHD学会監事・元理事長，日本精神神経学会会員，日本思春期青年期精神医学会会員，日本青年期精神療法学会常任理事，日本ペアレント・トレーニング研究会顧問，精神科専門医，子どものこころ専門医，日本児童青年精神医学会認定医

主要編著書

『子どもの精神科臨床』（著／星和書店，2015），『増補　不登校の児童・思春期精神医学』（著／金剛出版，2016），『ADHD　クロストーク』（共著／中外医学社，2020），『子どもの心の診療シリーズ6　子どもの人格発達の障害』（編著／中山書店，2011），『不登校対応ガイドブック』（編著／中山書店，2007），『児童精神科入院治療の実際―子どもの心を守り・癒し・育むために』（編著／金剛出版，2022），『注意欠如・多動症－ADHD－の診断・治療ガイドライン　第5版』（編著／じほう，2022）

渡部京太（わたなべ・きょうた）

児童精神科医，特定医療法人群馬会群馬病院診療部長。

1993 年山形大学医学部を卒業し，1997 年山形大学医学部大学院を修了。その後，斗南会秋野病院，国立国際医療研究センター国府台病院児童精神科，広島市こども療育センターで勤務し，2022 年から現職。

所属学会・資格

日本精神神経学会専門医・指導医，日本児童青年精神医学会認定医，一般社団法人子どものこころ専門医機構専門医・指導医，日本集団精神療法学会認定グループサイコセラピスト／スーパーバイザー，日本思春期青年期精神医学会運営委員，日本精神分析的精神医学会運営委員

主要著訳書

『臨床医のための小児精神医療入門』（分担執筆，医学書院，2014），『集団精神療法の実践事例 30—グループ臨床の多様な展開』（分担執筆，創元社，2017），『注意欠如・多動症－ ADHD －診療・治療ガイドライン　第5版』（分担執筆，じほう，2022），『実践・子どもと親へのメンタライジング臨床—取り組みの第一歩』（分担執筆，岩崎学術出版社，2022），『児童精神科入院治療の実際ー子どもの心を守り・癒し・育むために』（分担執筆，金剛出版，2022），『メンタライジングによる子どもと親への支援—時間制限式 MBT-C のガイド』（共訳／北大路書房，2021），『子どものメンタライジング臨床入門—個人，家族，グループ，地域へのアプローチ』（監訳／誠信書房，2022）

■著者略歴

小平雅基（こだいら・まさき）

1998 年 3 月　山梨医科大学医学部卒業
1998 年 4 月　山梨医科大学附属病院精神神経学教室入局
2000 年 6 月　国立精神・神経センター（現国立国際医療研究センター）国府台病院児童精神科レジデント
2002 年 10 月　国府台病院児童精神科医師
2013 年 4 月　恩賜財団母子愛育会 総合母子保健センター 愛育病院 小児精神保健科医長
2015 年 2 月　恩賜財団母子愛育会 総合母子保健センター 愛育クリニック 小児精神保健科医長
2015 年 4 月　恩賜財団母子愛育会 総合母子保健センター 愛育クリニック 小児精神保健科部長

所属学会・資格

日本児童青年精神医学会常任理事／認定医，日本精神神経学会会員／専門医，子どものこころ専門医，日本認知療法学会会員，日本トラウマティック・ストレス学会員，日本子ども虐待防止学会，日本医師会認定産業医など

主要著訳書

『臨床医のための小児精神医療入門』（共編／医学書院，2014），『気になる子のために保育者ができる特別支援』（監修／ Gakken，2014），『こだわり思考とうまく付き合うためのワークブック―マインドフルネス認知行動療法で強迫観念と強迫行為を克服する』（共訳／星和書店，2019）

■編者略歴

岩垂喜貴（いわだれ・よしたか）

1999 年 3 月　山梨医科大学医学部卒業
1999 年 4 月　山梨医科大学医学部小児科
2004 年 4 月　国立精神・神経センター 国府台病院 精神科
2006 年 4 月　国立精神・神経センター 国府台病院 児童精神科
2009 年 4 月　独立行政法人国立国際医療研究センター 国府台病院 児童精神科
2019 年 4 月　現職：駒木野病院 精神科 診療副部長

主要編著書

『児童精神科入院治療の実際―子どもの心を守り・癒し・育むために』（編著／金剛出版，2022），『注意欠如・多動症－ ADHD －の診断・治療ガイドライン　第 5 版』（分担執筆／じほう，2022）

所属学会

日本精神神経学会，日本児童青年精神医学会代議員

ラウンドテーブルトーク

児童精神科医《じどうせいしんかい》という仕事《しごと》

——臨床《りんしょう》の過去《かこ》・現在《げんざい》、そして明日《あす》を語《かた》る

2023年11月10日　印刷
2023年11月20日　発行

編著者　岩垂喜貴
著　者　小平雅基・渡部京太・齊藤万比古
発行者　立石　正信

装丁　臼井新太郎
装画　こうのかなえ
印刷・製本　太平印刷社

株式会社　金剛出版
〒112-0005　東京都文京区水道1-5-16
電話03（3815）6661（代）
振替00120-6-34848

ISBN978-4-7724-2004-4　C3011